義歯調整 Update

リリーフ，咬合調整，クラスプの調整からリライン，不安定な顎位への対応

村田 比呂司

鳥巣 哲朗

黒木 唯文

著

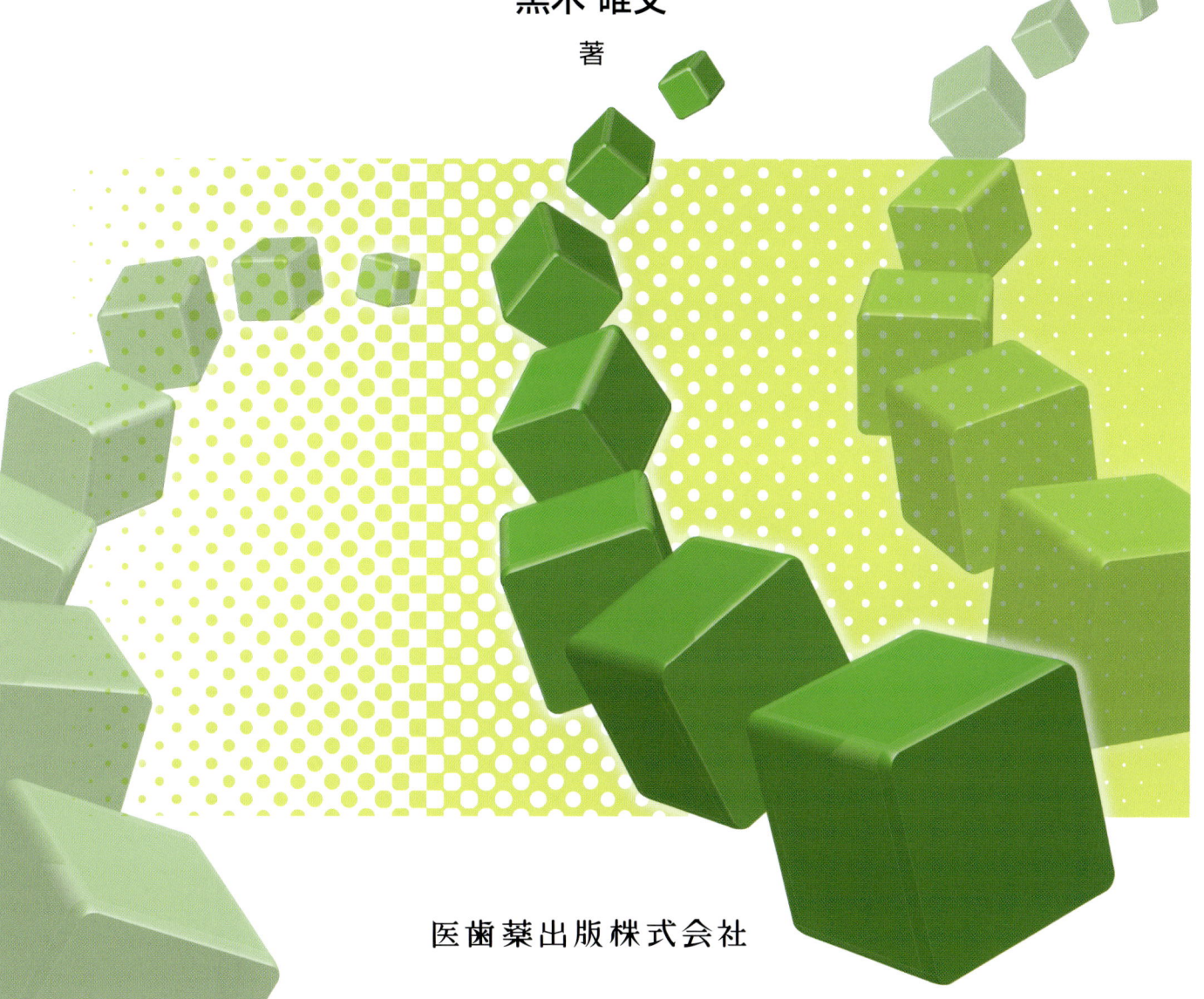

医歯薬出版株式会社

著者

村田比呂司
長崎大学大学院医歯薬学総合研究科歯科補綴学分野教授

鳥巣哲朗
長崎大学病院義歯補綴治療室講師

黒木唯文
長崎大学病院口腔管理センター講師（称号付与）

執筆協力者

吉田和弘
長崎大学大学院医歯薬学総合研究科歯科補綴学分野助教

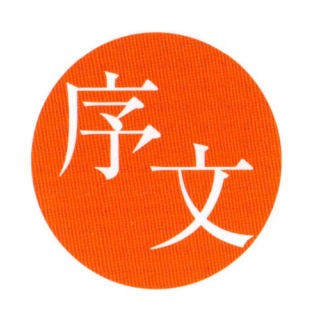

序文

　既に本邦は超高齢社会と言われて久しく，全人口の65歳以上の占める割合（高齢化率）は27.7%（2017年10月1日現在，総務省統計局）で過去最大となっており，この傾向は今後も続くことが予測されます．これまでの歯科医療従事者の尽力により，義歯装着者の割合は減少していると思われますが，高齢者数の増加により義歯装着者は依然多く，それに伴い日常臨床での義歯調整の機会も多いのが現状です．

　義歯の調整は装着時に行う義歯床粘膜面の調整や咬合調整等の他，装着後に定期的にあるいは患者が不都合を訴えた時に行われます．治療および技工過程において，かなりの精度で義歯の製作を行ったとしても，微細な誤差を避けることはできず，義歯装着時の調整は必須です．装着時の調整は装着後の義歯機能に大きく影響し，不十分な調整は種々の弊害を引き起こします．そのため正しい手法で繊細に調整を行っていく必要があります．

　さらに義歯を装着後しばらく経過すると，義歯そのものの変化と同時に口腔諸組織も変化するため，義歯の調整は長期にわたり行うこととなります．患者の口腔内の感覚は非常に繊細であり，義歯の調整も当然高い精度が求められます．さらに近年，その機会が増えつつある訪問歯科診療では，通常の診療室に比べ治療環境に制約があり，より効率的な義歯調整の手法が求められます．

　しかしながら，日常臨床で行うことが多い処置であるにも関わらず，義歯の調整に関する書籍は意外と少ないようです．そこで，本書では『義歯調整Update』と銘打ち，まず基本的な事項として義歯装着後の生体と義歯の変化について解説しました．次いで義歯調整の中で実際の臨床において頻度が高い，① 義歯床粘膜面の調整，② 咬合調整，③ クラスプの調整，に焦点を絞り，詳細な解説を行いました．

　義歯床粘膜面の調整については，適合試験と適合性の診断について言及し，リリーフそしてリラインについて解説しました．特に最近，保険収載された軟質リライン材の使い方と調整方法については詳説しました．咬合調整については，まず有床義歯補綴の基本となる全部床義歯の咬合調整の復習の意味合いを込めて説明しました．次いで咬耗への対応や部分床義歯での対処法，そして偏位あるいは不安定な顎位を有する有床義歯患者の対応について解説しました．クラスプの調整については，部分床義歯の臨床では頻繁に行う処置ですので別項目とし，その交換あるいは修理時のポイントを記載しました．

　本書は研修医をはじめ歯科医師になって間もない先生方はもちろん，ベテランの先生方にも有益な座右の書となり，日常の有床義歯補綴臨床に役立つものと確信しています．

2019年4月

長崎大学大学院医歯薬学総合研究科歯科補綴学分野

村田比呂司

目　次

義歯調整 Update

リリーフ，咬合調整，クラスプの調整からリライン，不安定な顎位への対応

I 義歯調整の重要性 ……………………………………………… 6

II 義歯装着後の生体と義歯の変化 ……………………………… 8

III 義歯床粘膜面の調整 …………………………………………… 11
　義歯の適合試験と適合性の判定基準 ………………………………… 11
　リリーフ ………………………………………………………………… 15
　リライン ………………………………………………………………… 17
　　1. リラインの目的とリライン材の種類 ……………………………… 17
　　2. 軟質リライン材の特徴 …………………………………………… 18
　　3. 軟質材料を用いる有床義歯内面適合法 ………………………… 19
　　4. 軟質リラインの術式 ……………………………………………… 20
　　5. 軟質リライン義歯の調整 ………………………………………… 26

IV 咬合調整 ………………………………………………………… 28
　全部床義歯 ……………………………………………………………… 28
　　1. 咬合小面とは …………………………………………………… 28
　　2. 中心咬合位での咬合調整 ………………………………………… 29
　　3. 中心咬合位で機能咬頭を削合する必要がある場合 …………… 30
　　4. 作業側および平衡側における咬合調整 ………………………… 31
　　5. 咬耗への対応 …………………………………………………… 33
　部分床義歯 ……………………………………………………………… 33
　　1. 粘膜面の適合試験と咬合調整 …………………………………… 33
　　2. 義歯が外れやすい時に考慮すること …………………………… 35
　下顎位の偏位が疑われる，または不安定な顎位をとる患者への対応 …… 36

V クラスプの調整 ………………………………………………… 39
　装着時および定期検査時の注意点 …………………………………… 39
　クラスプ交換，追補修理等に伴う注意点 …………………………… 40

参考文献 ………………………………………………………………… 42
索引 ……………………………………………………………………… 43

I 義歯調整の重要性

　義歯の調整は日常の歯科臨床において，最も高い頻度で行う診療行為の一つである．8020 運動の効果により義歯装着者の割合は減っていると思われるが，最近のデータでも多くの高齢者が義歯を装着している（図1）．さらに今後，高齢者の増加により義歯の総数自体は増加するものと予測される．

　また最近，義歯の装着にとってあまり条件の良くない症例（例えば高度に骨吸収し，粘膜が菲薄な顎堤）が増加しているように感じる．そのため，装着後の義歯の調整に苦慮している先生は多いのではないだろうか．場合によっては義歯製作よりも，調整に多くの時間と労力を費やすこともあるかと思われる．特に，部分床義歯では新義歯装着時等，口腔への装着が困難な場合もある．

　筆者もいくども経験していることだが，学問的に正しい義歯を製作し患者に装着しても次の診療時には旧義歯を装着されて来院されたという経験をされた方は多いのではないかと思う．歯科補綴学的に正しい用語ではないが，このような義歯は「ポケットデンチャー」と巷では呼ばれている．義歯が患者に受け入れられるには多くの因子が絡んでおり，義歯が正しく製作されていることももちろん重要であるが，患者の性格[2] や，義歯への順応性つまり「義歯への慣れ」[3] が大きく影響する．

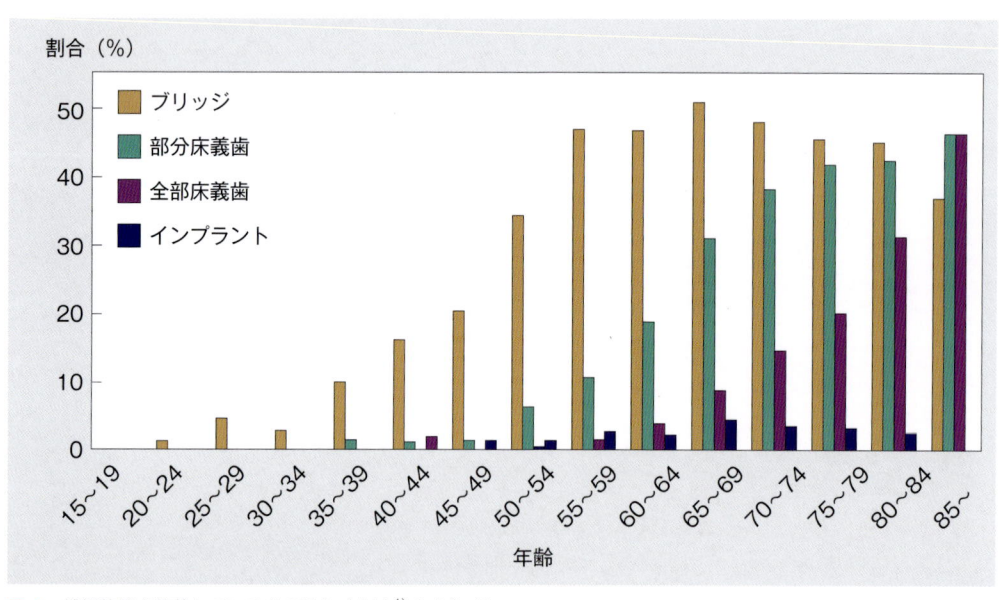

図1　補綴装置を装着している者の割合（文献[1] から作成）

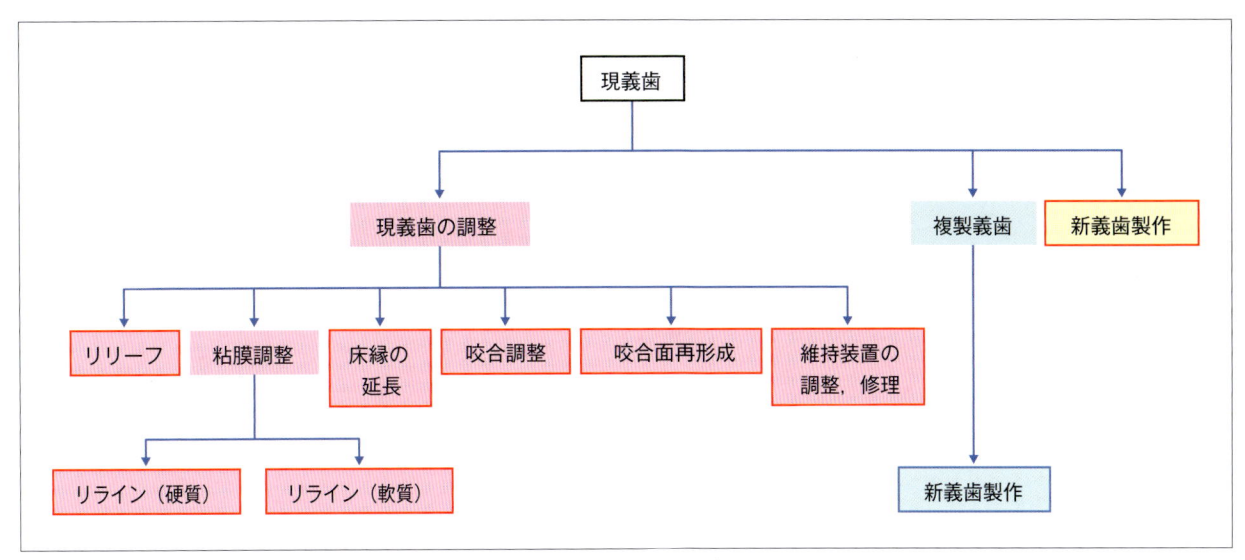

図2 現義歯に何らかの不満を主訴に来院された高齢義歯患者に対する処置（文献 4) より）
通法による義歯の新製，複製義歯を応用した新義歯製作およびリリーフやリラインを含む現義歯の調整等の処置がある

　義歯の満足度に及ぼす性格に関しては，「凝り性，成功への野心が強い，仕事熱心，短気，利己的な性格」である患者は，「優しい，仕事に対して気楽，他人との競争を好まない，現実的」な患者に比べて，義歯の審美性，発語機能，特に咀嚼機能の満足度が低くなる傾向にあるとの報告がある [2]．

　さらに，一般的に高齢者，特に要介護の高齢者では適応能力が低下しているため，新しい義歯に慣れるのに時間を要したり，あるいは慣れることなく使用されないケースも高い頻度で見受けられる．つまり，形態をあまり変化させることなく慣れている現義歯をできるだけ理想的な形態に近付ける術式が現実的ではないだろうか．

　「義歯への慣れ」という観点からの具体的な処置としては，現義歯に対するリリーフやリライン等の義歯床粘膜面の調整，咬合面再形成等が挙げられる（図2）．在宅高齢者も増加しており，処置を行う環境を考慮すれば新義歯製作よりもこれらの処置はより確実に行うことができる．なお，患者によっては現義歯に非常に愛着を感じている場合もあり，そのようなケースでは現義歯に処置を施さず，複製義歯を応用して新義歯を製作する術式も有用と思われる．もちろん，現義歯があまりにも不適切である場合は新製を選択することも多い．治療方針は現義歯の状態，患者の年齢や身体機能，精神機能，性格等を総合的に考慮し決定する．

Ⅱ 義歯装着後の生体と義歯の変化

義歯の調整は主に装着時と装着後の調整に分類されるが，本項ではまず装着後調整が必要となる原因を解説する（**図3**）．義歯を長期にわたり使用すると人工歯が咬耗し（**図4**），咬合高径の低下，咬合の不調をきたす．その結果，咀嚼時の疼痛，咀嚼能率や維持・安定性の低下等が生じる．

材質別では，陶歯や硬質レジン歯に比べレジン歯は咬耗しやすく，また非咀嚼側に比べ咀嚼側で咬耗しやすい．特に，臼歯部人工歯の咬耗が顕著な症例では，下顎前歯部が上顎義歯を突き上げることにより，上顎前歯部におけるフラビーガムの形成を助長する．部分床義歯では正

しくクラスプが設計されていても，繰り返しの着脱により永久変形や鉤腕の摩耗等が生じ，維持力の低下が生じる．

一方，上述した義歯自体の変化と同時に生体側にも変化が生じる．生体側の変化としては顎堤や鉤歯等の残存歯の変化等がある（**図3**）．義歯を支持する顎堤は常に生理的な骨吸収を生じており，義歯の装着当初は維持・安定が良好であっても，経年的に義歯床粘膜面と義歯床下粘膜との適合性は低下し，義歯の維持・安定性も低下する．糖尿病等の全身性代謝疾患によっても，さらに骨吸収は助長される．

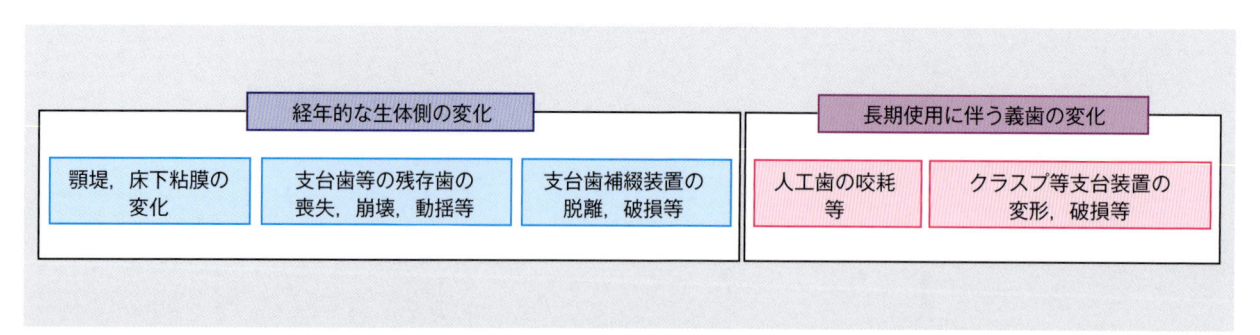

経年的な生体側の変化			長期使用に伴う義歯の変化	
顎堤，床下粘膜の変化	支台歯等の残存歯の喪失，崩壊，動揺等	支台歯補綴装置の脱離，破損等	人工歯の咬耗等	クラスプ等支台装置の変形，破損等

図3 義歯装着後の生体と義歯の変化（文献[5]より）

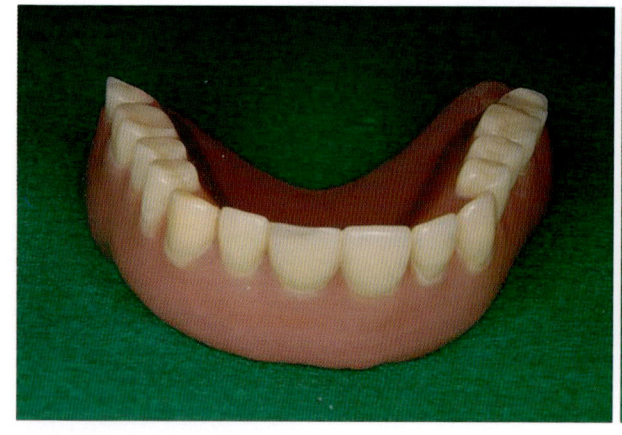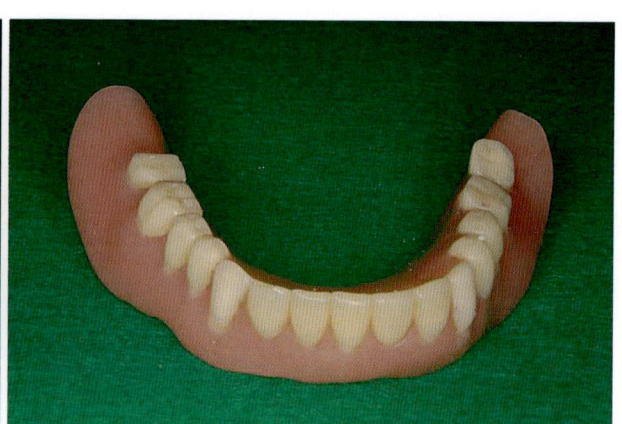

図4 咬耗によりアンチモンソンカーブとなった咬合彎曲

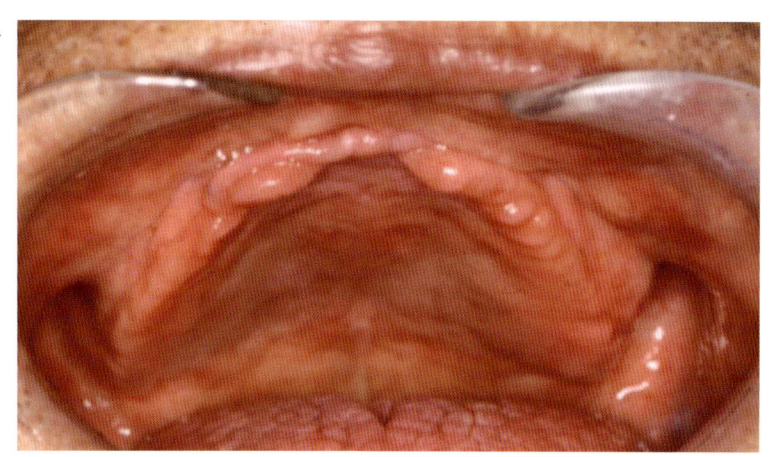

図5 フラビーガム

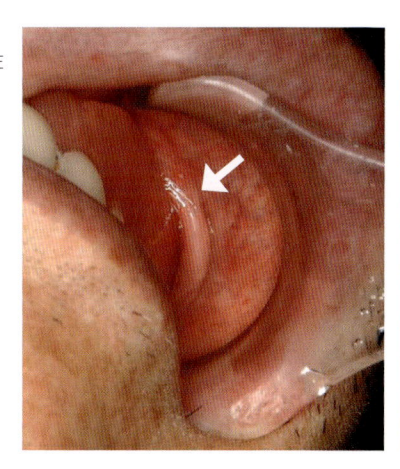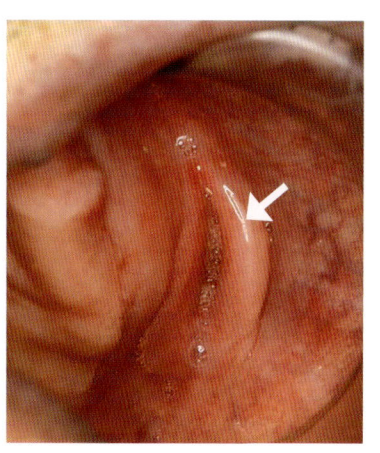

図6 義歯性線維症
上顎左側歯肉唇移行部に存在

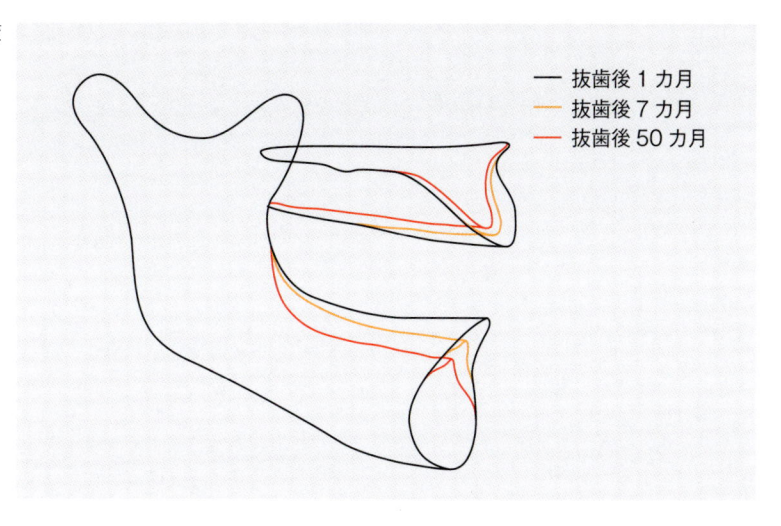

図7 無歯顎顎堤の抜歯後の経時的変化（文献[6]を一部改変）

—— 抜歯後1カ月
—— 抜歯後7カ月
—— 抜歯後50カ月

このような状況下では，義歯床下粘膜における咀嚼圧の分布は不均等になっており，疼痛，粘膜の変形，義歯性潰瘍が生じ，骨吸収が加速する．不適切な義歯の長期使用による慢性的な機械的刺激により，フラビーガム（図5）や義歯性線維症（図6）が引き起こされること

もある．

図7に，残存歯抜去後の無歯顎患者の顎堤の経時的変化を示すが，下顎顎堤は上顎に比べ経時的変化が大きいことがわかる．そのため上顎義歯に比べ下顎義歯の方が，装着から不適合に至る期間は短いものと思われる．

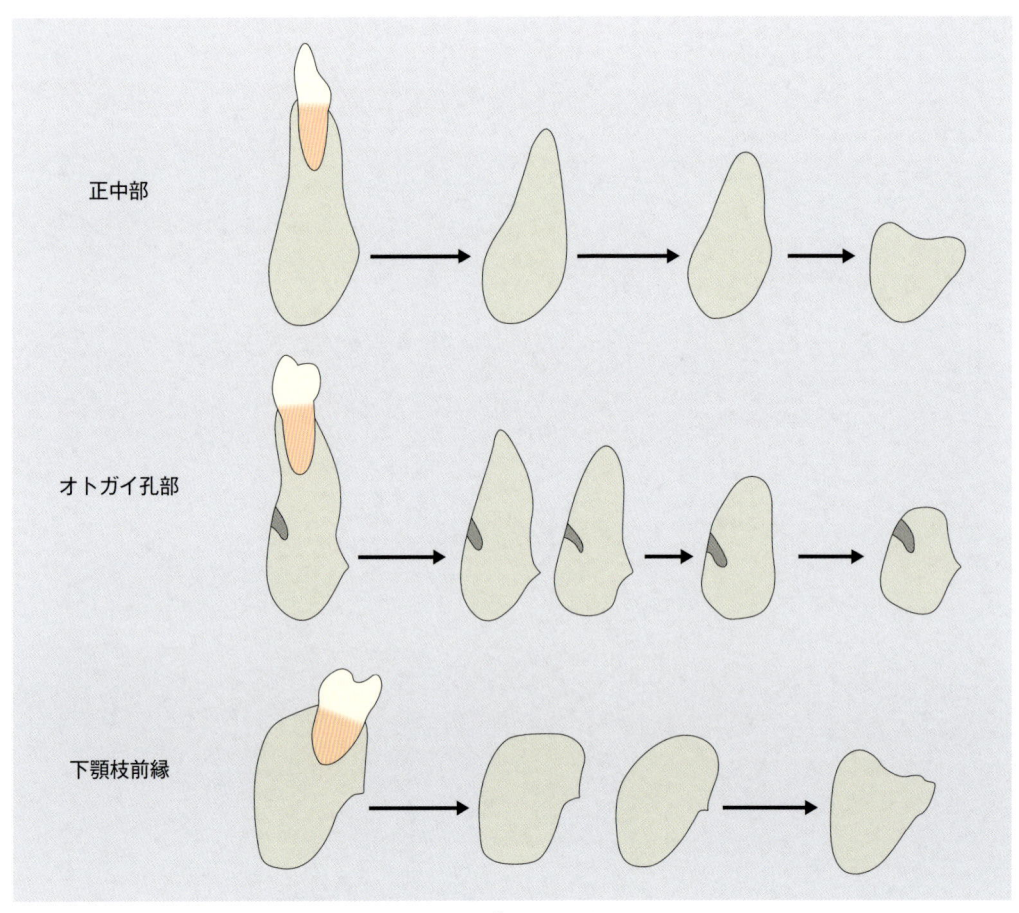

正中部

オトガイ孔部

下顎枝前縁

図8　無歯顎における各部位の吸収による形態変化（文献[7]を一部改変）

下顎骨の吸収が強くなると，顎堤は平坦となり陥没化し，さらにオトガイ孔が顎堤の上面に開口する（図8）．オトガイ神経は義歯床によって直接圧迫されるため，疼痛等を生じることがある．特にこのような症例では義歯の維持，安定性は得にくく，義歯調整に苦慮するものと思われる．

部分床義歯の構成要素は全部床義歯に比べ複雑で，顎堤，床下粘膜の経年的な変化に加え，支台歯，支台装置のトラブルもある（図3）．この場合，調整のみでは対処が困難で，修理に移行することが多い．

Ⅲ　義歯床粘膜面の調整

義歯の適合試験と適合性の判定基準

　患者が咀嚼時の疼痛を訴えて来院した場合，疼痛はなくても義歯の維持・安定不良を訴えたり，あるいは食物残渣が義歯床粘膜面に混入する症例では，まず義歯床粘膜面と義歯床下粘膜との適合性，咬合関係および床縁の設定位置を検査する．このような症例では，義歯床と義歯床下粘膜との適合性が低下している．適合試験にはシリコーンゴムやクリームタイプの適合試験材が使用されており，過圧部診査用材料（過圧部を義歯床粘膜面に転写するための材料）も利用されている（**表1**，次頁参照）．

　ホワイトシリコーンゴムの適合試験材として数種類の材料が市販されているが，製品により粘度や硬化時間，稠度が異なっている．これらの物性は，義歯床粘膜面での硬化後の適合試験材の被膜厚さに影響を及ぼす．特定の条件下での測定結果の一例であるが，『トクヤマ フィットテスター』と『ジーシー フィットチェッカーⅡ』は『ジーシー フィットチェッカー』に比べ，流動性が高く，適合試験材として良好な性質を有していると思われる（**図9**）．

　また，親水性を有する材料ほど口腔粘膜上で高い流動性を示す（**図10**）．『ジーシー フィットチェッカー アドバンス』は『ジーシー フィットチェッカー』や『ジーシー フィットチェッカーⅡ』よりも良好な親水性を有しているようである．製品により材料学的性質が異なるので，それぞれの特徴を理解しておく必要がある．同じ材料を使用しても，術者の力量により検査結果に大きな相違が生じる（**図11**）．義歯床に盛るペーストの量は薄く広がる程度の必要最小量とし，ペースト練和後できるだけ早く口腔内に挿入し，圧を加えることが重要である．

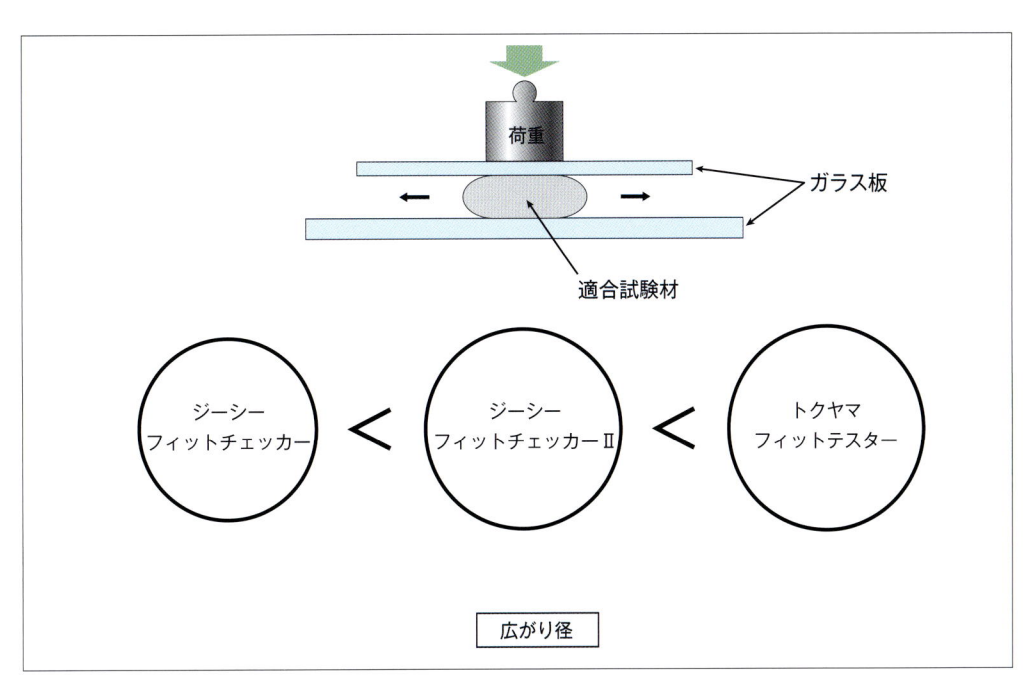

図9　シリコーンゴムタイプの適合試験材の稠度
ベースとキャタリストを混和後，このペーストを2枚のガラス板間に挟んで15秒後，荷重を加えた．5分後の材料の広がり径を測定し，稠度を評価した．この広がり径が広いほど，流動性が高いと考えられる（図は測定結果の一例）

表 1　適合試験材と過圧部診査用材料

適合試験材			
シリコーンゴム			
ジーシー			
ジーシー フィットチェッカー	ジーシー フィットチェッカーⅡ	ジーシー フィットチェッカー アドバンス	ジーシー フィットチェッカー アドバンス カートリッジ

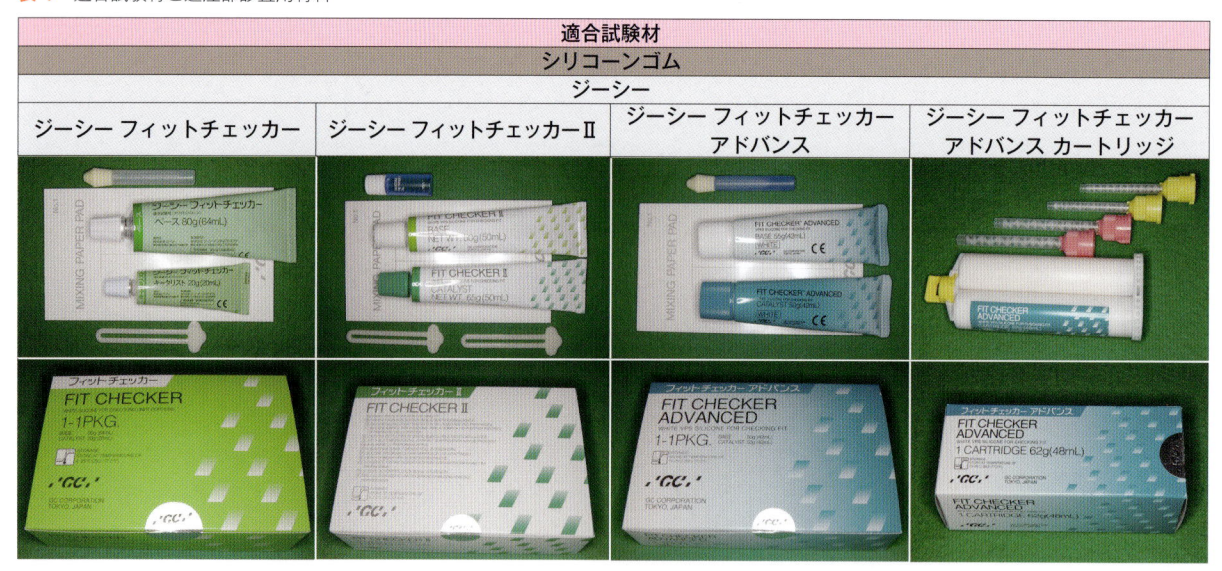

適合試験材			
シリコーンゴム	クリーム		
トクヤマデンタル	ジーシー	Mizzy	昭和薬品化工
トクヤマ フィットテスター	デンチャーフィットチェック	PIP；Pressure Indicating Paste	デンスポット

過圧部診査用材料		
ペースト		色素
昭和薬品化工	ジーシー	白水貿易，パスカル
デンフィット S	デンチャースポットチェック	ハイデントスティック

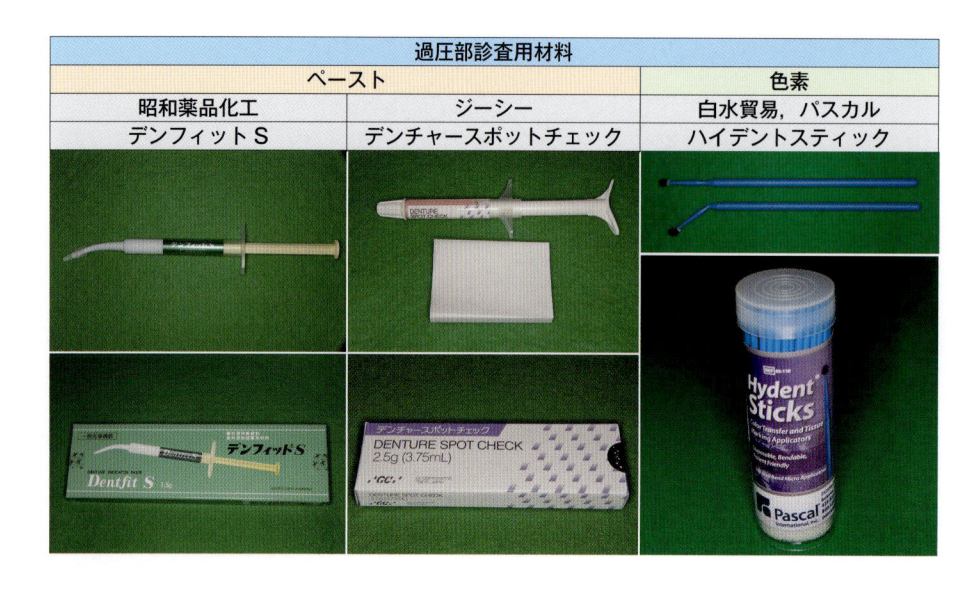

図10　シリコーンゴムタイプの適合試験材の親水性
接触角が小さい材料ほど親水性があり，口腔粘膜上での流動性が良好となる（ジーシー社パンフレットからグラフを作成）

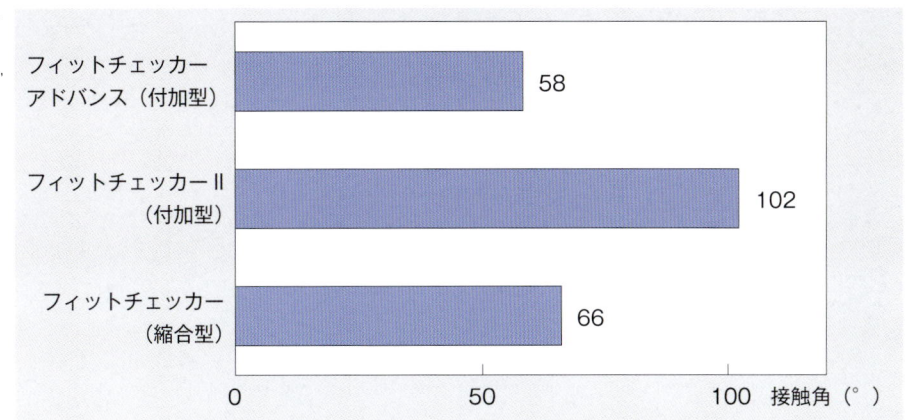

フィットチェッカーアドバンス（付加型）　58
フィットチェッカーⅡ（付加型）　102
フィットチェッカー（縮合型）　66

0　　　50　　　100　接触角（°）

図11　術者による適合試験結果の違い
a：臨床実習生（歯学部5年生）
b：臨床経験10年目の歯科医師
適合試験材の使い方が不適切であると，適合状態を正しく把握できない（a）．義歯床に盛る量と口腔内に義歯を挿入するタイミング，加える圧が重要である

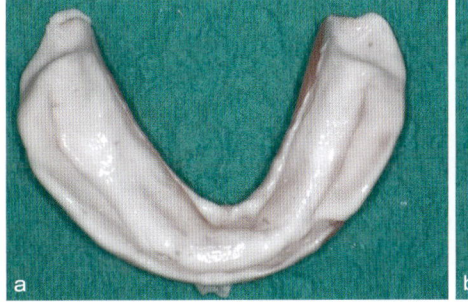
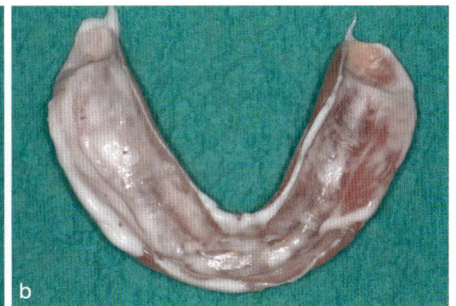

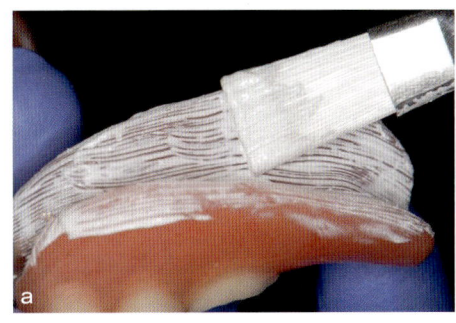
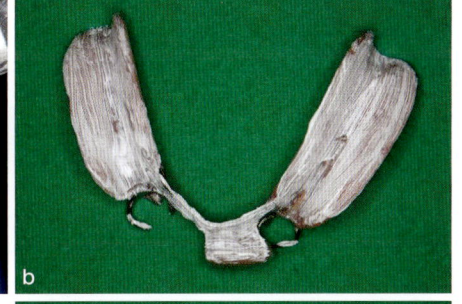

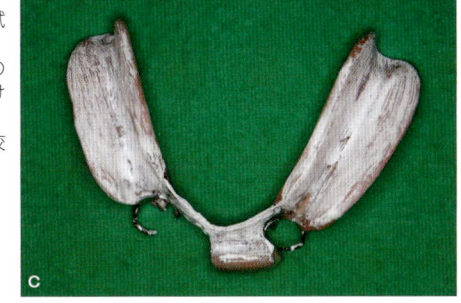

図12　クリームタイプの適合試験材による適合試験
a，b：義歯床粘膜面に専用の筆でクリームタイプの適合試験材（PIP：Mizzy）を塗布し刷毛目を付ける
c：次いで義歯を口腔内に挿入し，手指あるいは咬合圧にて圧接し，適合状態を検査する

　クリームタイプの適合試験材では，義歯床粘膜面に専用の筆等で本材を塗布し刷毛目を付け，義歯を口腔内に挿入する．義歯を手指，あるいは咬合調整が完了している場合は咬合させて圧接し，適合状態を検査する（図12）．微妙な刷毛目の変化とレジンの透け具合で診査するが，塗布量と刷毛目の付け方が重要で，シリコーンゴムタイプの適合試験材を用いる術式（図13）に比べてある程度の経験が必要と思われる．

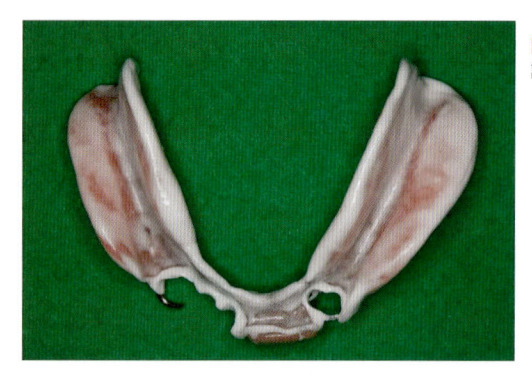

図13 シリコーンゴムタイプの適合試験材を用いた適合試験①（図12と同症例）

表2 ホワイトシリコーンゴム適合試験材の被膜厚さによる判定基準（文献[8]より）

被膜厚さ		適合性の判定
$0 \sim 30\,\mu m$	義歯床の色が透き通って見える，床が露出	過圧部位
$30 \sim 130\,\mu m$	（義歯床粘膜面面積の70%以上）	適合部位
$130\,\mu m$ 以上	義歯床の色が透けて見えない	不適合部位

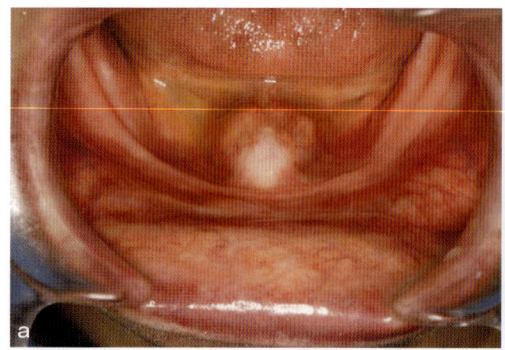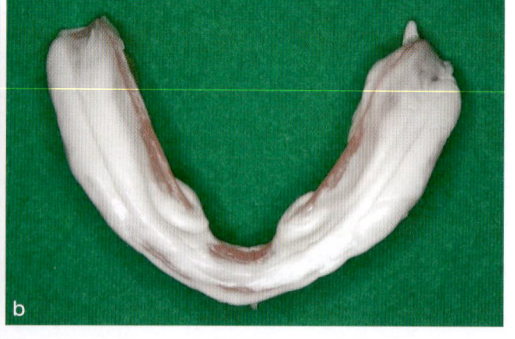

図14 シリコーンゴムタイプの適合試験材を用いた適合試験②
a：患者は下顎全部床義歯の咀嚼時疼痛および維持・安定不良を主訴に来院した．下顎顎堤は高度に吸収している
b：広い範囲にわたり適合試験材の厚い部分（義歯床の色が透けて見えない部分）が存在するため不適合と診断し，リラインの適用とした．適合試験材として『ジーシー フィットチェッカー』を使用

　義歯床粘膜面と床下粘膜の適合性の判定基準は必ずしも明確ではないが，表2に示す細井らの判定基準[8]が今のところ有用な知見と思われる．ホワイトシリコーンゴムの適合試験材を用い，被膜厚さが $30 \sim 130\,\mu m$ の範囲で，義歯床粘膜面に均等に分布（義歯床粘膜面面積の70%以上）していれば，適合性良好と判断され，咀嚼圧は義歯床下粘膜に均等に分布している．

　$30\,\mu m$ 以下の薄い部分（義歯床の色が透き通って見える，あるいは床が露出している部分）が存在する場合，同部には過度の圧が加わっており，リリーフを行った後，場合によってはリラインを行う必要がある．また，$130\,\mu m$ 以上の厚い部分（義歯床の色が透けて見えない部分）が多い症例では不適合と診断され，維持・安定も不良であるためリラインの適用となる（図14）．

図15　生体および義歯の変化に対する義歯への主な対処法（文献[9]より）
a：義歯床粘膜面のリリーフ
b：リライン
c：咬合面再形成
青い部分は削除し（a），赤い部分は新しい材料で置き換える（b），あるいは追加する（c）

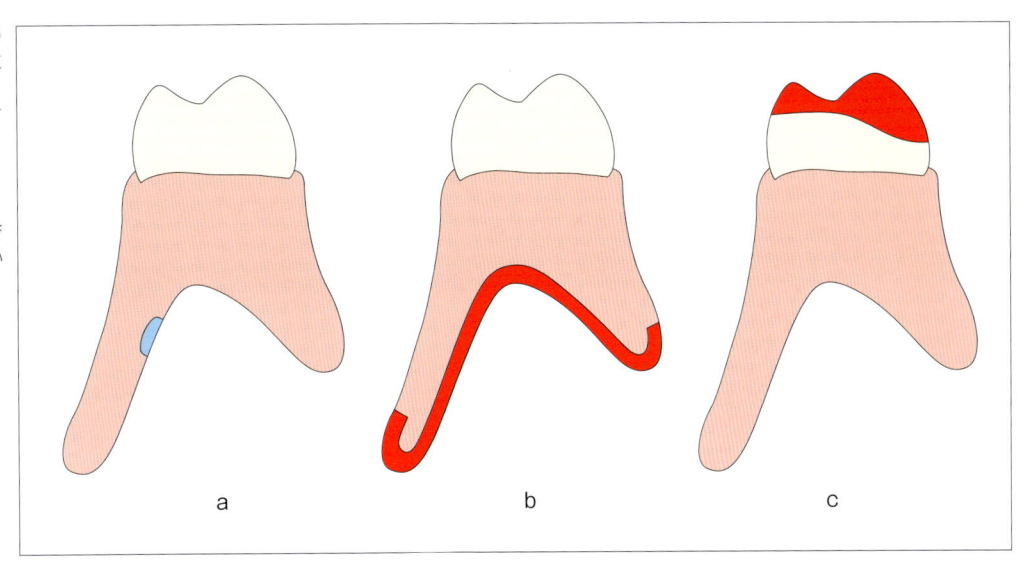

図16　義歯性潰瘍に対するリリーフ①
a：患者は咀嚼時下顎全部床義歯による疼痛を訴えており，左側小臼歯部顎堤には義歯性潰瘍が認められる
b：過圧部診査用ペースト（デンフィットS；昭和薬品化工）を少量，インスツルメントに付ける

c：ペーストを義歯性潰瘍部に付着させる
d：義歯を挿入，手指圧にて圧接し，過圧部診査用ペーストを義歯床粘膜面に転写する．咬合調整ができている場合は，義歯を咬合させてもよい

e：印記された部位をカーバイドバー等で削除調整，リリーフし，シリコーンポイント等で研磨する
f：ホワイトシリコーンゴムの適合試験材で適合性とリリーフの確認を行う

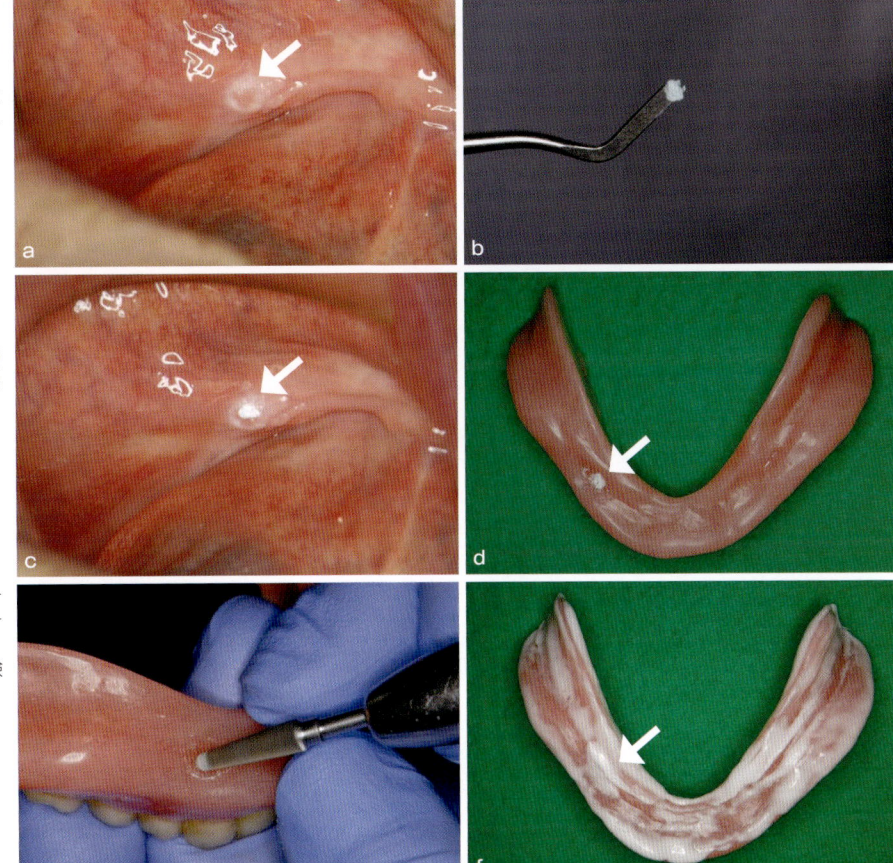

リリーフ

　義歯性潰瘍が生じた症例では，まずリリーフにて対処する（図15）．過圧部診査用ペースト等（表1）を該当の義歯床下粘膜に少量付着させ，義歯を口腔内に挿入し，ペーストが転写された義歯床粘膜面を削除，研磨する（図16）．なお，付着させるペーストの量が多過ぎると，義歯床粘膜面でペーストが広がり過ぎるため，削

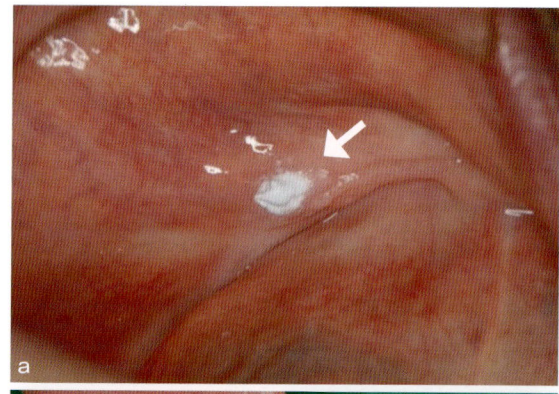
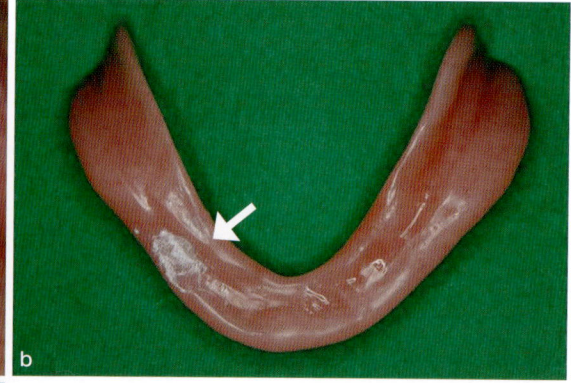
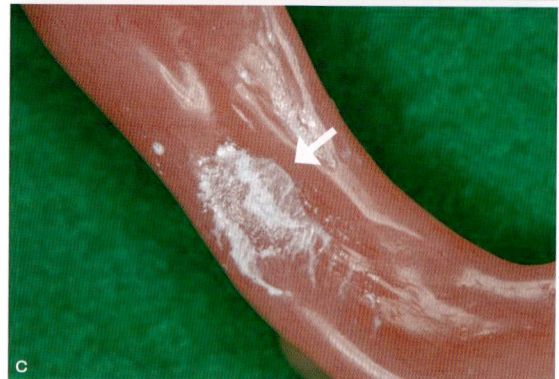

図17 過圧部診査用ペーストの不適切な使い方（図16と同症例）
a：義歯性潰瘍部に多量の過圧部診査用ペースト（デンフィットS：昭和薬品化工）を付着させた
b，c：そのため，ペーストが大きく広がってしまい，削除すべき正確な調整部位を特定することができなくなった．顎堤の該当箇所には必要最少量を付着させることがポイントである

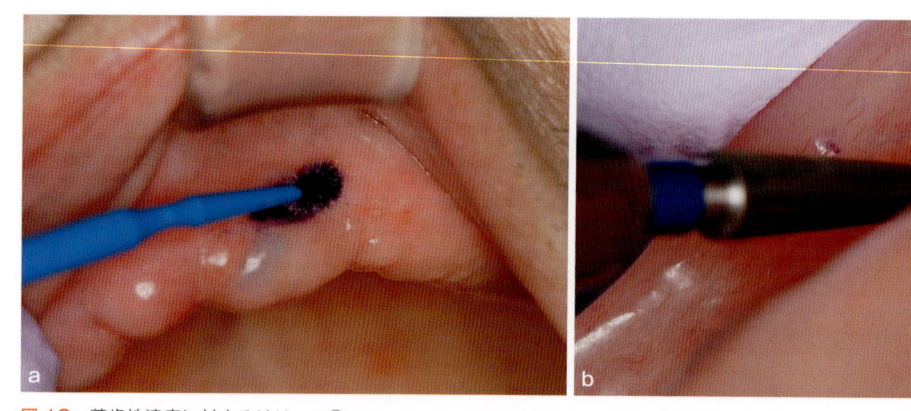

図18 義歯性潰瘍に対するリリーフ②
a：患者は咀嚼時上顎全部床義歯による疼痛を訴えており，左側前歯部顎堤に過圧部が認められた．患部に水等を付着させ，過圧部診査用アプリケータ（ハイデントスティック：白水貿易，バスカル）の先端を同部に接触させる．濃紫色が同部粘膜に印記される
b：義歯を口腔内に戻し，咬合あるいは術者の手指圧で圧接することにより，過圧部に該当する義歯床粘膜面に濃紫色が印記される．印記された部位をカーバイドバー等で削除調整，リリーフし，シリコーンポイント等で研磨する．なお，このアプリケータは印記する部位に応じて，先端を曲げることができる

除するポイントが不正確となる（図17）．この種のリリーフでは付着させるペーストはできるだけ必要最少量とすることがポイントで，ピンポイントで該当する箇所を削除することが重要である．また，ピンポイントで粘膜マーキングと色転写を行うことができるアプリケータも，衛生的で使いやすい（図18）．

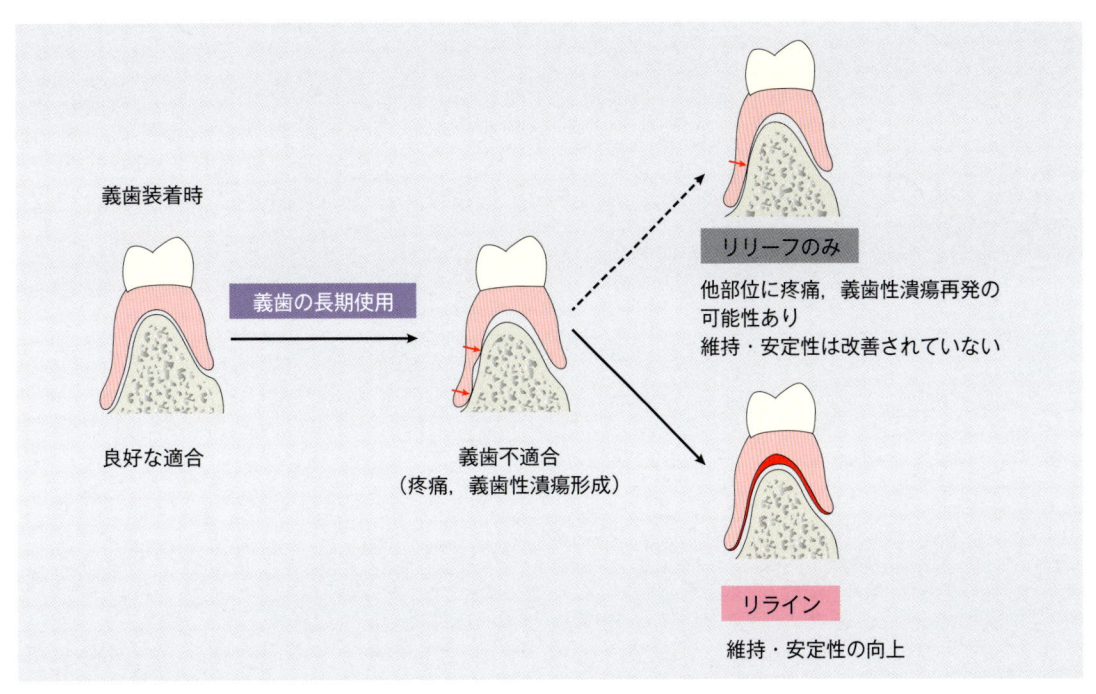

図19　不適合義歯へのリリーフとリライン
義歯不適合により疼痛や義歯性潰瘍が生じた症例では，調整後に別の部位に過圧部が生じ疼痛が発生するため，該当箇所のリリーフのみでは解決できないことがある．このような症例ではリラインにより義歯床粘膜面全面の不適合を改善する必要がある

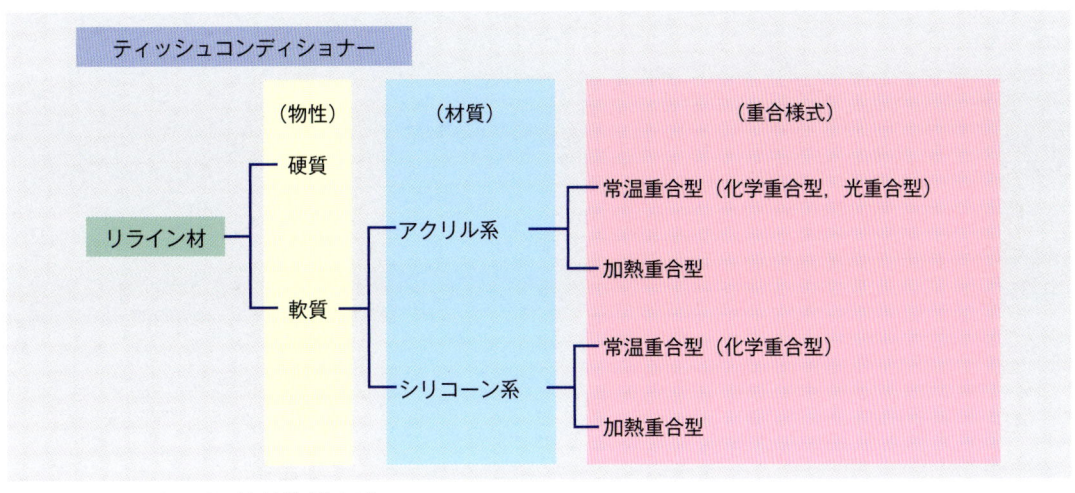

図20　リライン材の分類（文献[10, 11]より）

リライン

1．リラインの目的とリライン材の種類

　義歯の維持・安定不良，あるいはリリーフのみでは疼痛が消失しない症例では，適合試験の検査結果も考慮してリラインを行う[10]．リリーフにより義歯性潰瘍が軽減し一時的に疼痛が消失しても，数日後別の部位に義歯性潰瘍が再発する症例も多い．これは一部のみをリリーフしても根本的に義歯の適合性が全体にわたり不良であ

るためと考えられ（**図19**），義歯の装着直後よりも長期間経過した症例によく見られる．このような症例では不適合義歯により歪んだ粘膜を正常な状態に回復するため，まずティッシュコンディショナーにより粘膜調整を行い，次いで原因である義歯床粘膜面の不適合を改善するためリラインを行う．

　リライン材は，硬質リライン材と軟質リライン材に分類される（**図20**）．通常，顎堤や床下粘膜に異常がなく単に義歯床粘膜面と床下粘膜との適合性を向上させる

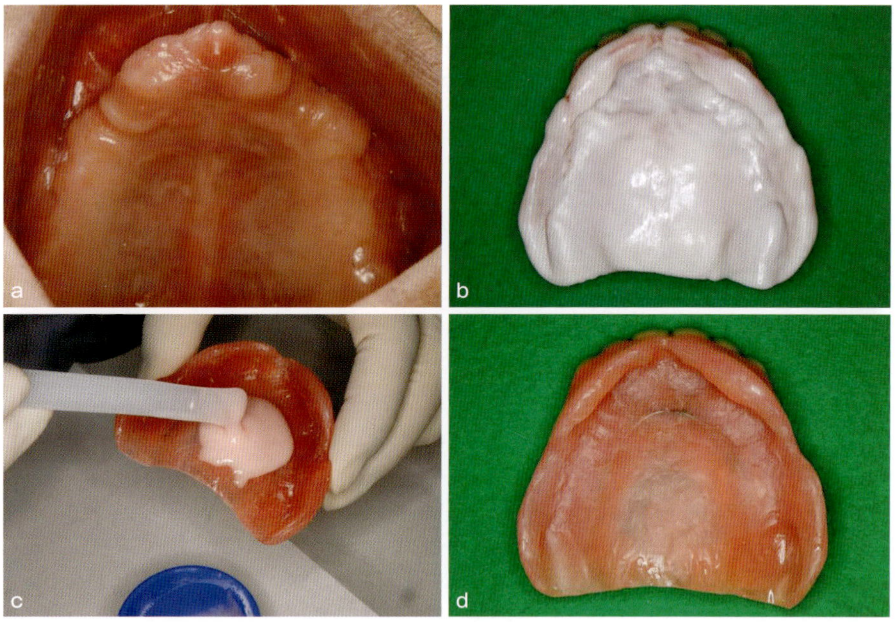

図21 硬質リライン
a：患者は上顎全部床義歯の維持および安定不良を主訴に来院した
b：旧義歯により粘膜は変形している可能性があるため，ティッシュコンディショナーにて粘膜調整を行った

c, d：粘膜調整後にリラインを行うのが望ましい

表3 各軟質材料の物性と耐久性の概要
ただしこれらは一般的な性質で，同種の材料でも製品により物性や耐久性は異なっている

種類	物性	耐久性
アクリル系軟質リライン材	粘弾性的	中
シリコーン系軟質リライン材	弾性的	高
ティッシュコンディショナー	粘弾性的	低

目的では，硬質リライン材を適用する（図21）．一方，義歯床粘膜面の適合性，咬合関係および床縁の設定等が良好な義歯を装着しても咀嚼時疼痛を引き起こし，リリーフ等の調整を行っても解決できない難症例には，クッション効果を有する軟質リライン材を適用する[10, 11]．現在，日本国内では軟質リライン材はアクリル系とシリコーン系の製品が使用され，さらにこれらは常温重合型と加熱重合型の材料に分類される．以下，本項目では軟質リラインについて述べる．

2. 軟質リライン材の特徴

軟質リライン材は前述したような難症例に対しクッション効果を期待し応用されるが，材質によりクッション効果の度合いや耐久性が異なっている（表3）．アクリル系は弾性（ゴムの性質）と粘性（粘土の性質）の両方が混ざり合ったような性質（粘弾性的）で，一方のシリコーン系では粘性は少なく，弾性的な性質を有している．また，一般的にアクリル系よりもシリコーン系の方が高い耐久性を有している（図22）．

アクリル系は含有される可塑剤の溶出や吸水のため，経時的に初期の物性が変化する．シリコーン系は成分の溶出量や吸水量が少ないため，材料自体の柔軟性は持続する傾向である．なお，ティッシュコンディショナーも軟質材料であるが，粘膜調整やダイナミック印象を目的とし，暫間的に使用される材料である．比較的長期に使用する軟質リライン材とは目的が異なっている．

図22　軟質リライン材の物性の経時的変化
37℃の蒸留水中に浸漬保管し，弾性率の経年変化を測定した．アクリル系よりもシリコーン系の方が耐久性が高いことがわかる（文献[12]を改変）

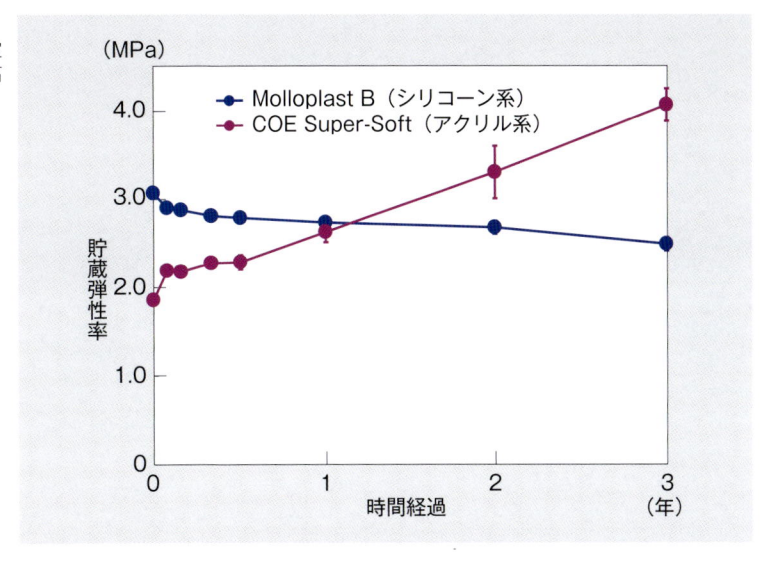

図23　保険収載された有床義歯内面適合法（軟質材料を用いる場合）の概要
保険適用外の軟質リライン材もあるので各メーカーに確認が必要である

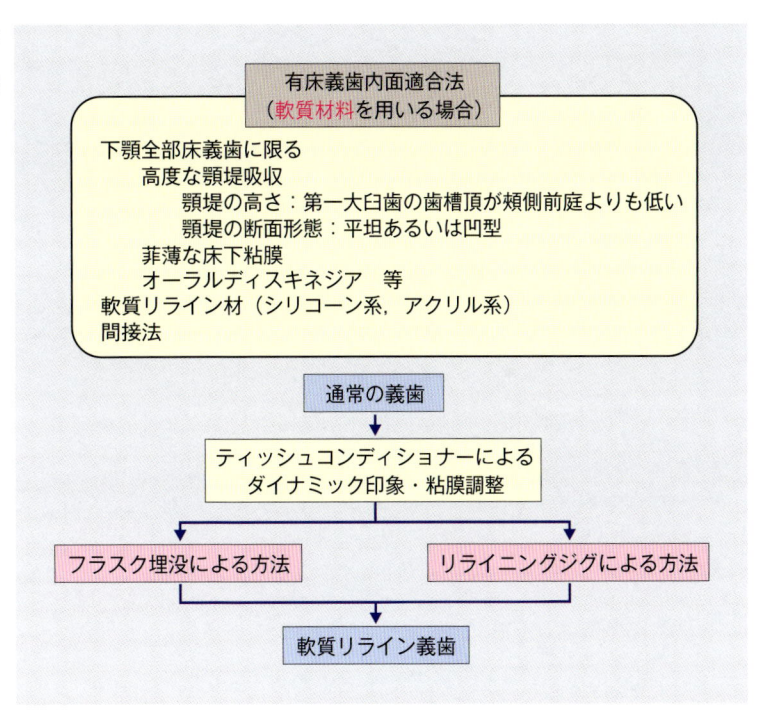

3．軟質材料を用いる有床義歯内面適合法

　平成28年度の診療報酬改定により，新たに軟質リラインが保険に導入された（図23）．適用症例は下顎の全部床義歯で，顎堤の吸収が著しく，床下粘膜が菲薄であるため，咀嚼時に疼痛を生じる症例等である[13]．日本補綴歯科学会の症型分類Ⅰ-1の無歯顎の評価では，難易度Ⅳ（難）の症例に該当する．すなわち，硬質材料では咀嚼時の疼痛を回避できない症例である．材料はシリコーン系軟質リライン材（図24）の他，平成30年度よりアクリル系も適用となった．

　さらに本法はチェアサイドで行う直接法ではなく，患者から一度義歯を預かることになるが技工室で行う間接法に限るとされている．軟質リライン材の咀嚼圧に対する緩圧効果は，通常1～2mm程度のリライン層が必要である．直接法では患者が強く咬合する等してリライン層が薄くなることが多く，適切な厚さを確保することは

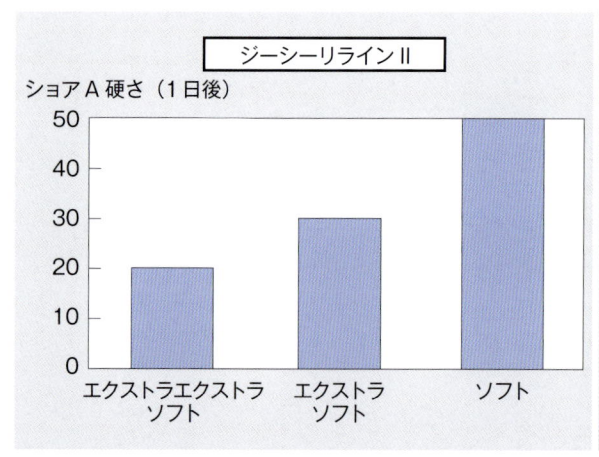

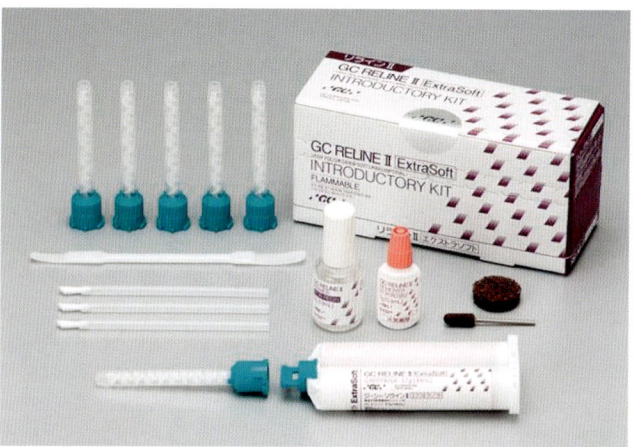

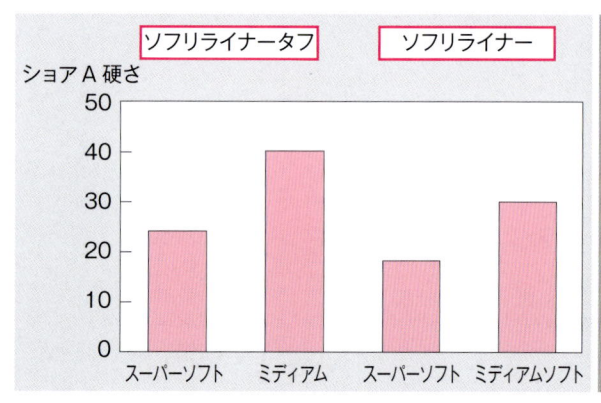

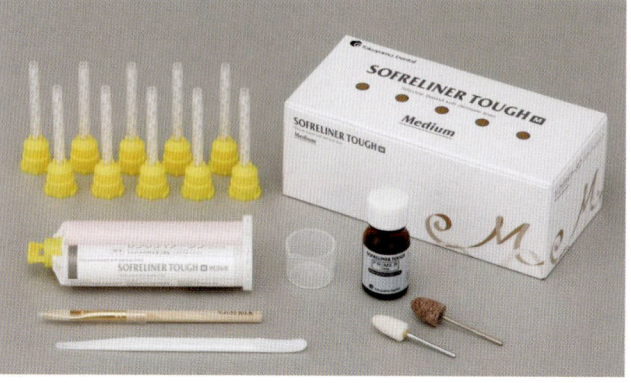

図24　有床義歯内面適合法（軟質材料を用いる場合）に適用されるシリコーン系軟質リライン材の例
常温重合型の材料で，それぞれ柔軟性の異なる製品が開発されている．ショアＡ硬さの値が低いほど軟らかい
（ジーシーおよびトクヤマデンタルのパンフレットのデータを引用してグラフを作成）

技術的に困難である．そのため，必要とされるリライン材の厚さを確実に確保するには，間接法によるリライン操作が必須となる．

　また直接法ではリライン時，義歯床の接着面に唾液等が付着する可能性があり，本来の接着性を得ることが困難なことがある．一方，間接法では義歯床粘膜面が唾液等で汚染されることがなく，本来の接着力も期待でき，義歯床との境界部も滑らかに仕上げることができる．この観点からも，間接法によるリラインが要件となったものと考えられる．

4．軟質リラインの術式

　術式としてティッシュコンディショナー（アクリル系機能印象材）による粘膜調整とダイナミック印象を応用した間接法によるリラインを推奨する（図25）．軟質

リラインの成否はダイナミック印象にあるので，本材を正しく使用することが重要である．通常，咀嚼時に疼痛を生じている症例では，義歯床下粘膜が歪んでいることが多く，印象採得に先立ち正常な形態に回復しておく必要がある．

　ティッシュコンディショナーの粘膜調整とダイナミック印象としての機能は高い柔軟性により発揮されるが，その効果を期待するには本材も適切な厚さの確保が必須で，理想的には1〜2mm程度必要である．粉と液を混和後，粘度がある程度増し，あまり垂れなくなった時点で義歯に盛ると比較的厚さを確保しやすい．

　加えて，義歯床から材料が流れ出ないよう患者には義歯を強く咬まないよう指示することも必要である．患者が強く咬合する等して薄くなった場合は，新たにティッシュコンディショナーを積層して対応する．どの時点を

図25　ダイナミック印象を応用した間接法によるリライン
a, b：患者は80歳の女性．義歯の装着当初より下顎全部床義歯の咀嚼時疼痛を訴えている．下顎顎堤は高度に骨吸収しており，可動粘膜が顎堤の多くの部分を覆っている

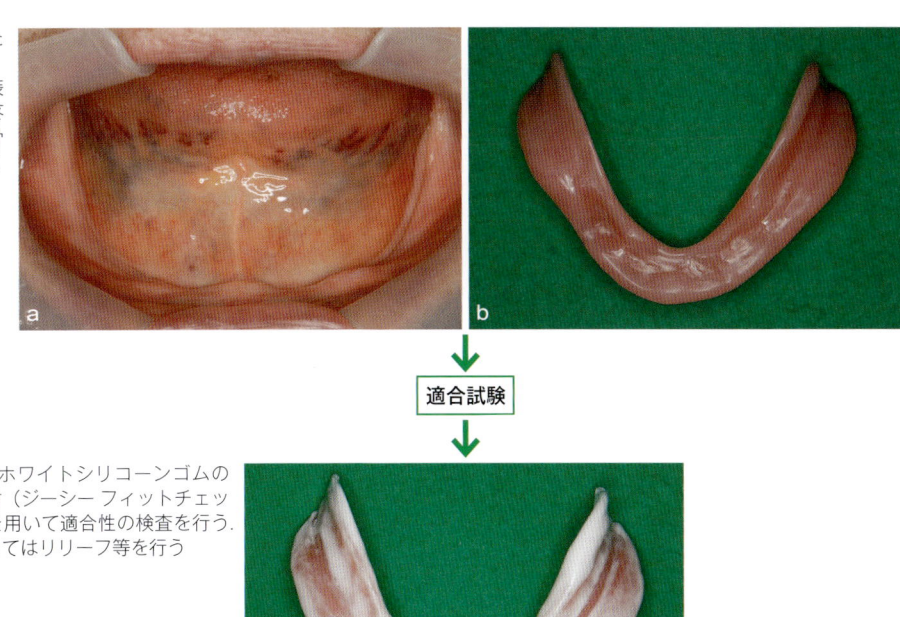

適合試験

c：まず，ホワイトシリコーンゴムの適合試験材（ジーシー フィットチェッカーⅡ）を用いて適合性の検査を行う．症例によってはリリーフ等を行う

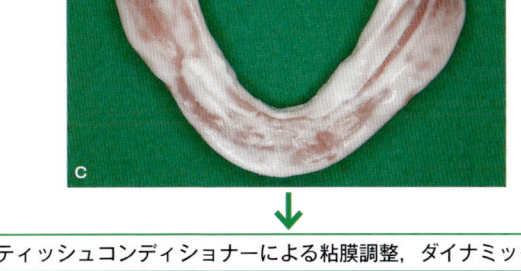

ティッシュコンディショナーによる粘膜調整，ダイナミック印象

d：義歯床粘膜面をカーバイドバー等で一層削除する
e, f：ティッシュコンディショナー（松風 ティッシュコンディショナーⅡ）の粉と液を混和後，粘度がある程度増した時点で義歯床に盛り，口腔内に挿入する

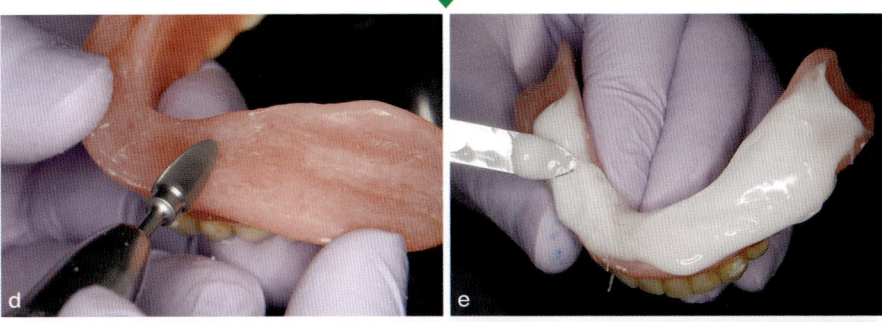

g：ゲル化後，熱したインスツルメント等で余剰部分を取り除く

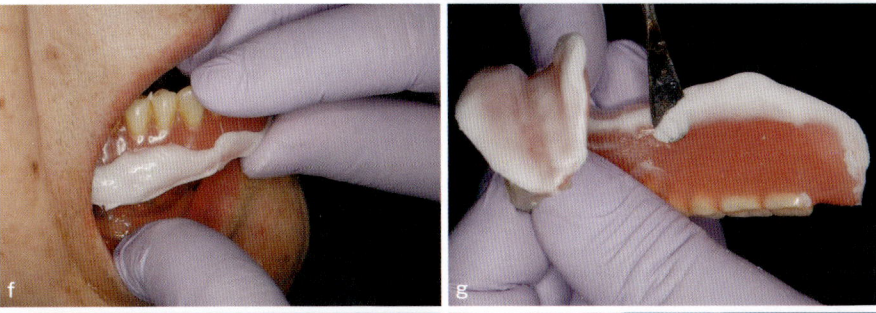

h, i：不足部分があったり，患者が強く咬合し薄くなった場合は，さらにティッシュコンディショナーを追加して積層する．なお，ティッシュコンディショナーを使用する際には義歯の咬合高径が高くなり過ぎていないか，適切な安静空隙が確保されているかを確認しておくことも重要である（次頁に続く）

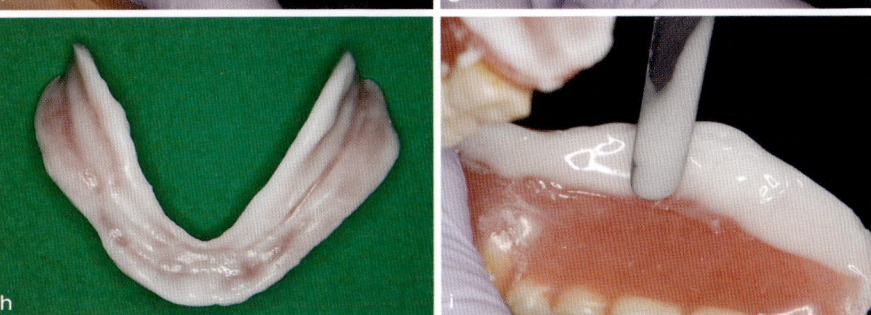

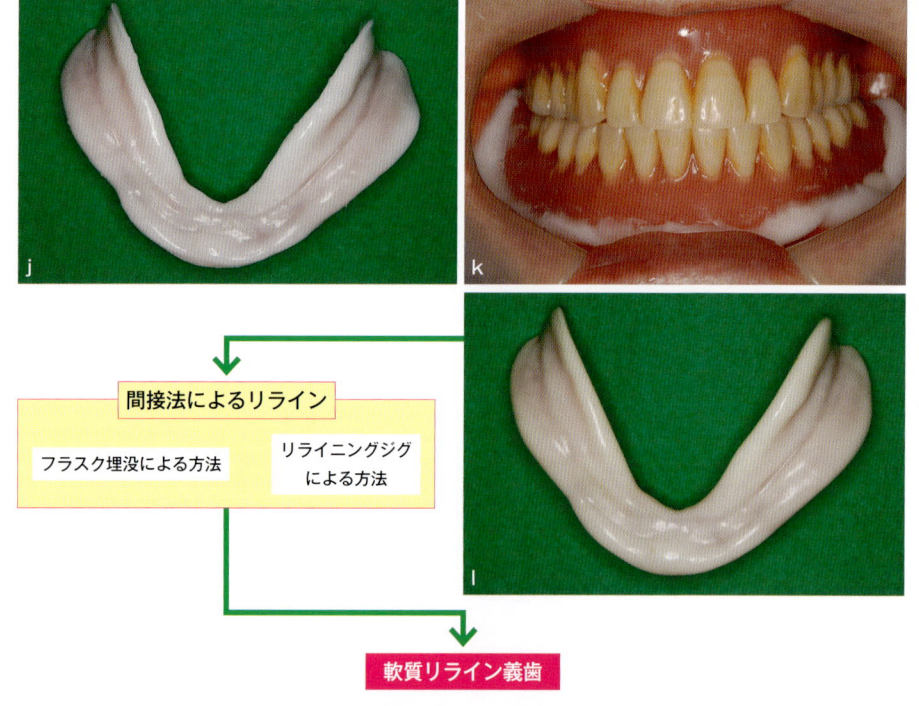

図25 ダイナミック印象を応用した間接法によるリライン（続き）
j, k：リライン直後のティッシュコンディショナー

l：ダイナミック印象の終了したティッシュコンディショナー（リライン1週間後）．咀嚼時の疼痛は消失し，ダイナミック印象が終了したと判断した．印象面は滑沢である

間接法によるリライン

| フラスク埋没による方法 | リライニングジグによる方法 |

軟質リライン義歯

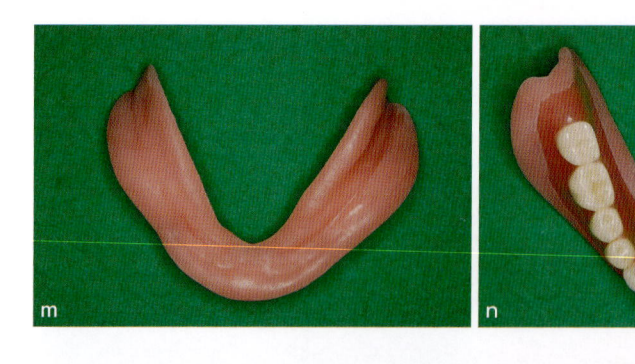

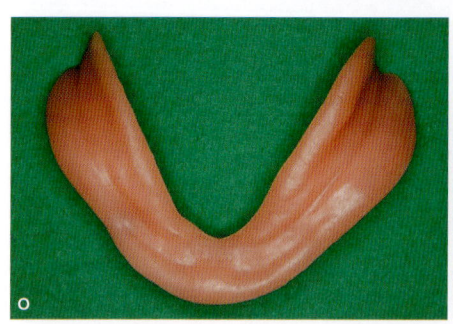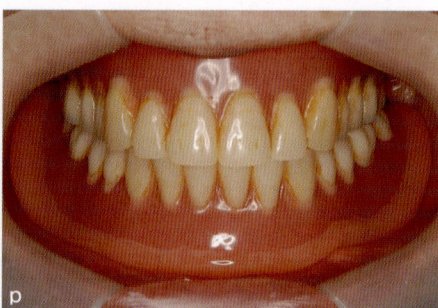

m, n：義歯を預かり，シリコーン系軟質リライン材（ジーシー リラインⅡ エクストラエクストラソフト）を用いて間接法によりリラインを行った

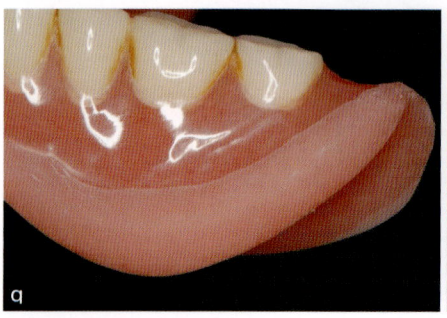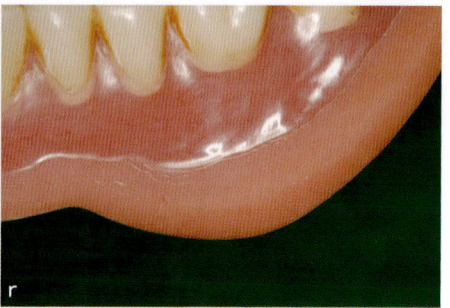

o, p：リライン後約9カ月の軟質リライン義歯．リライン材の劣化は認められない．患者は咀嚼時の疼痛もなく，満足して義歯を使用している

q, r：リライン直後（q）とリライン後約9カ月（r）の比較．義歯床からのリライン材の剝離は認められない

図26　フラスク埋没による方法（図25とは別症例）
a，b：ダイナミック印象の終了した義歯の粘膜面に超硬質石膏を流して模型を製作する

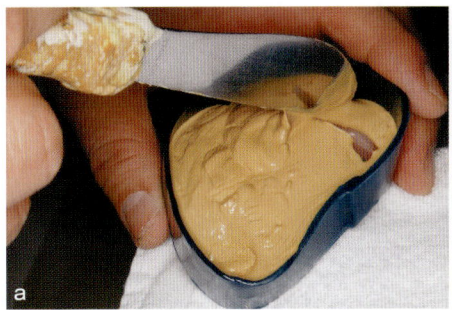
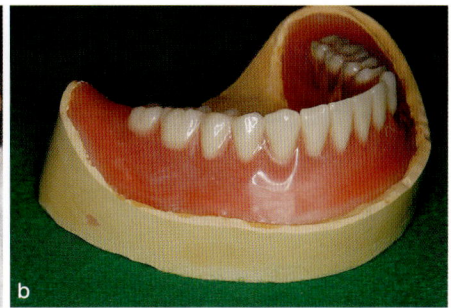

c，d：模型を通法に従いフラスクに埋没する

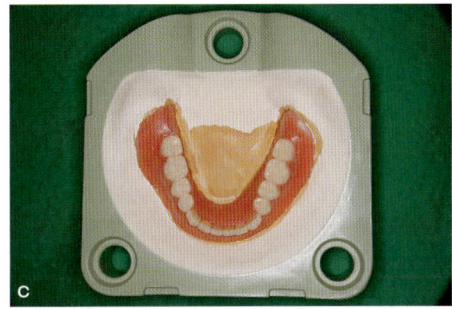
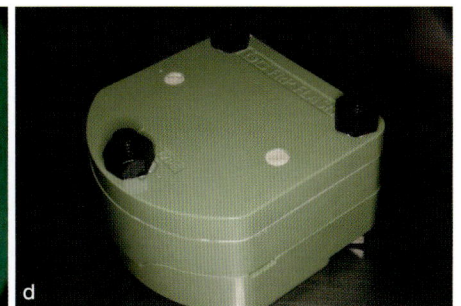

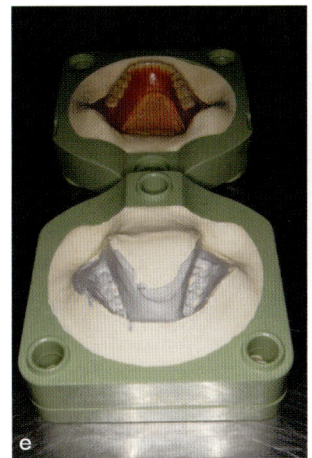

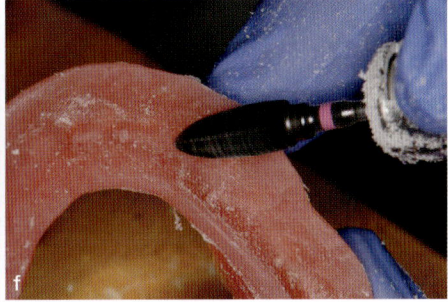
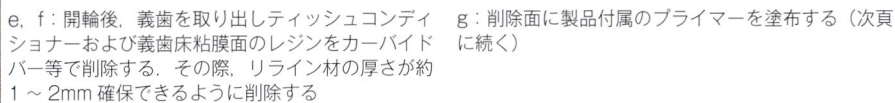

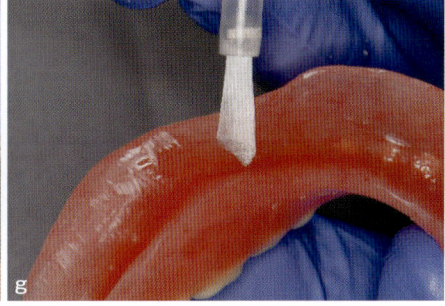

e，f：開輪後，義歯を取り出しティッシュコンディショナーおよび義歯床粘膜面のレジンをカーバイドバー等で削除する．その際，リライン材の厚さが約1～2mm確保できるように削除する

g：削除面に製品付属のプライマーを塗布する（次頁に続く）

もってダイナミック印象の完了とするかは十分なエビデンスがあるわけではないが，基本的には咀嚼時の疼痛がなくなった時点と考えている．ダイナミック印象の日数は1日～1週間程度であり，本材を長い日数使用すると含有されているエチルアルコールの溶出や吸水により印象面が粗造となる．

ダイナミック印象の終了した義歯を患者から預かり，リラインの技工操作を行う．この間接法にはフラスク埋没による方法（図26）とリライニングジグによる方法（図27）がある[14]．図26，27に示す操作は一般的な方法で，実際の技工操作では歯科技工所それぞれがノウハウを持っているようである．

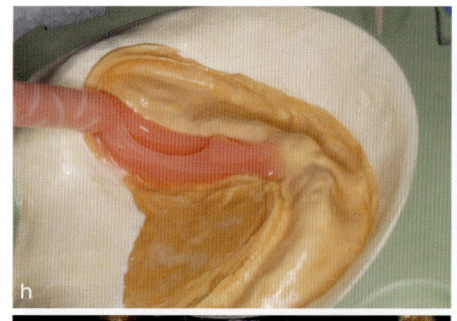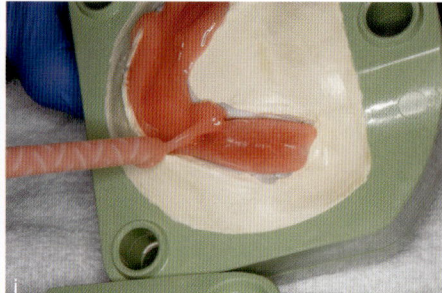

図26 フラスク埋没による方法（続き）
h〜j：カートリッジ内のシリコーンをディスペンサーにより填入して上下のフラスクを油圧プレスで圧接し，硬化を待つ

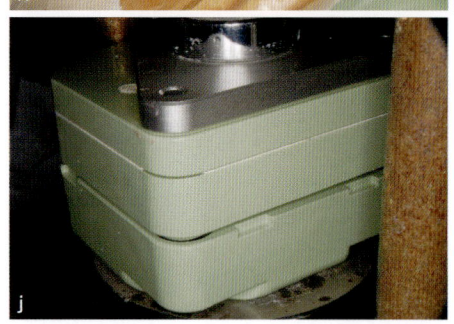

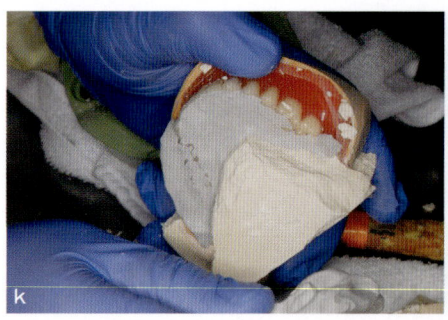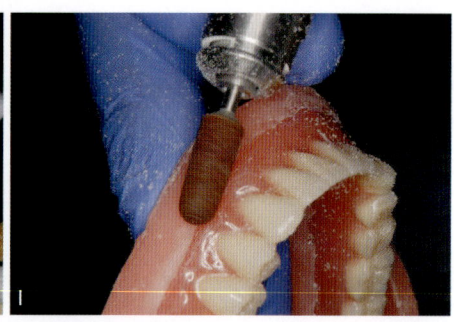

k，l：硬化後，義歯をフラスクから取り出し，形態修正および研磨を行う

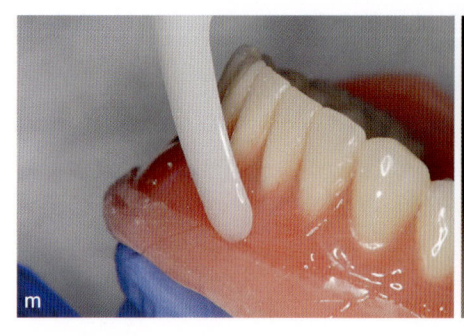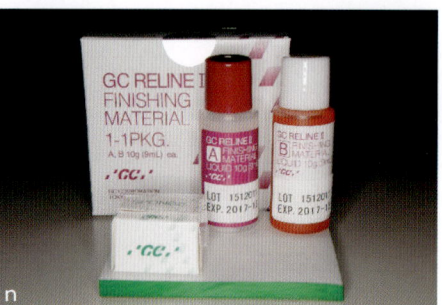

m，n：義歯床とリライン材との境界を移行的にするため辺縁処理材（ジーシー リラインⅡ）を塗布する

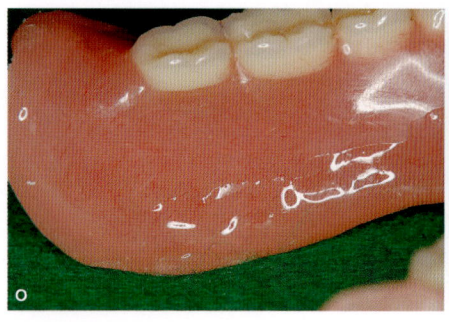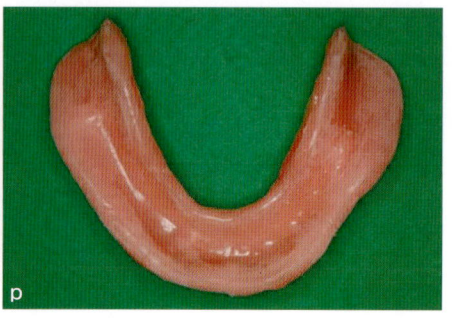

o：塗布後の状態
p：シリコーン系軟質リライン材（ジーシー リラインⅡ エクストラソフト）でリラインした義歯

図27　リライニングジグによる方法
（図25とは別症例）
a：ダイナミック印象の終了した義歯
の粘膜面に超硬質石膏を流し模型を製
作する．咬合面コアを用い，製作した
模型をリライニングジグに装着する
b：装着後，ジグの上下を分離して義
歯を取り出し，リライン層の厚さが1
～2mmになるように削除する

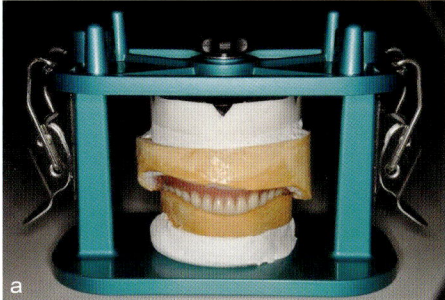
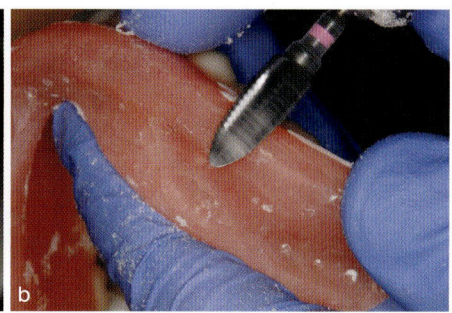

c：適合試験材を用いて削除量（リラ
イン層の厚さ）を確認すると良い
d：次いで，プライマーを塗布する

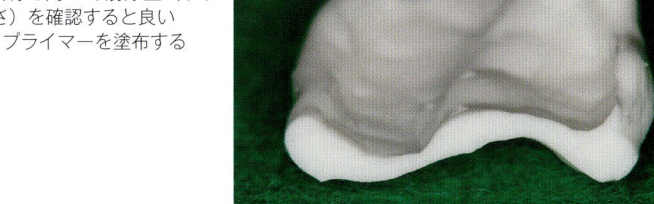
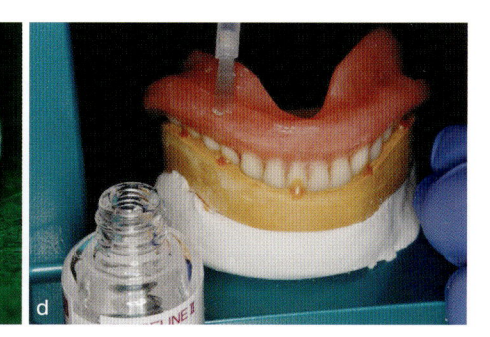

e, f：シリコーンペーストを石膏模型
面と義歯床粘膜面に盛る

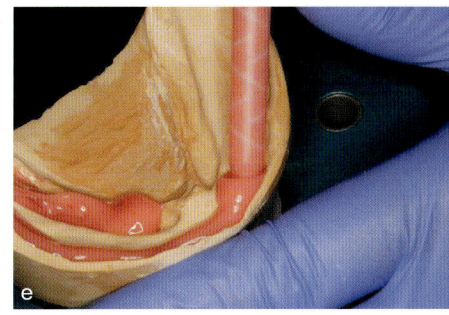
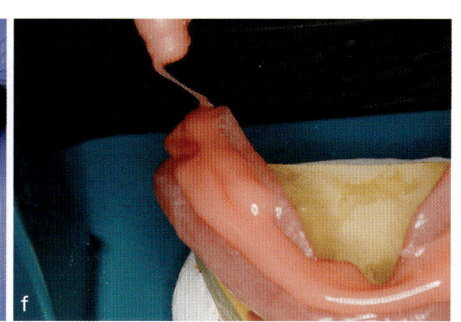

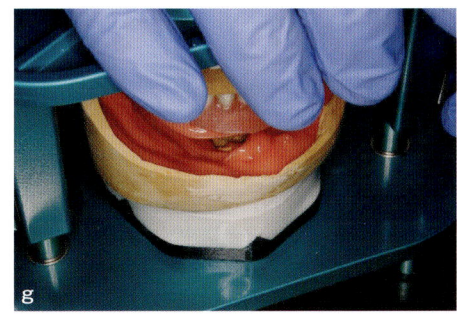
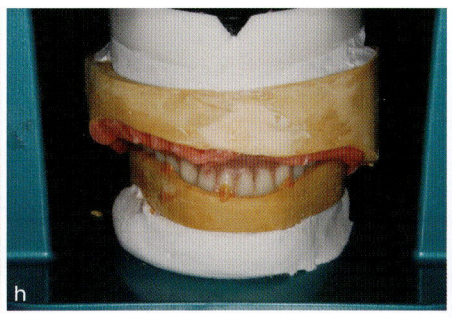

g, h：分離したジグの上部と下部を圧接して，元の位置に戻す

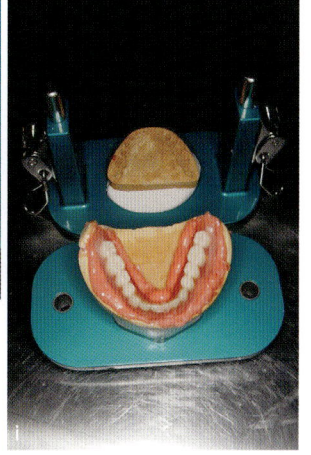

i：硬化後，再度ジグの上下を分離
し，形態修正および研磨を行い完成
とする

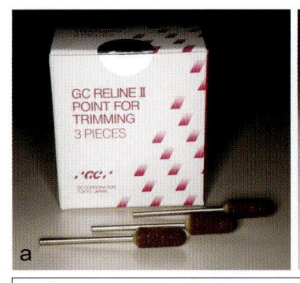
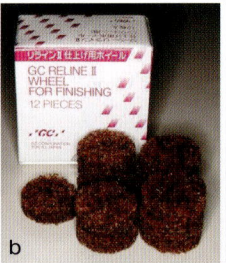
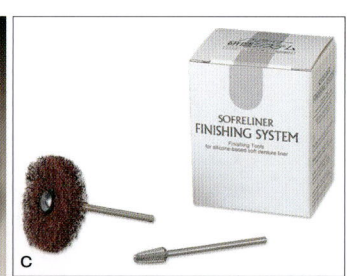
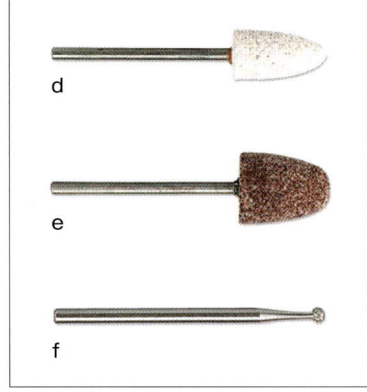
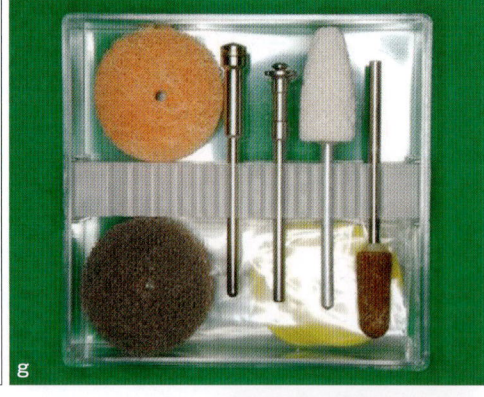

図28　シリコーン調整用ポイント
a：『ジーシー リラインⅡ形態修正用ポイント』
b：『ジーシー リラインⅡ仕上げ用ホイール』
c：『ソフリライナー研磨システム（スチールバー，パットホイール，マンドレル）』（トクヤマデンタル）
d：『ソフリライナータフ スムージングポイント』（トクヤマデンタル）
e：『ソフリライナータフ フィニッシングポイント』（トクヤマデンタル）
f：『ソフリライナータフ ダイヤラウンドポイント』（トクヤマデンタル）
g：『コンフォート専用調整用ポイントセット（サンドポイント，ジルコニアポイント，ペーパーディスク黄色，プラムナイロンホイール，オレンジナイロンホイール，ナイロンホイール軸受，ペーパーディスク用マンドレール）』（バイテックグローバルジャパン）

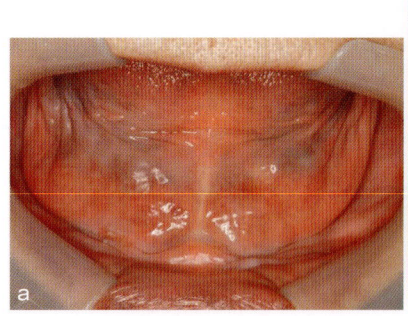
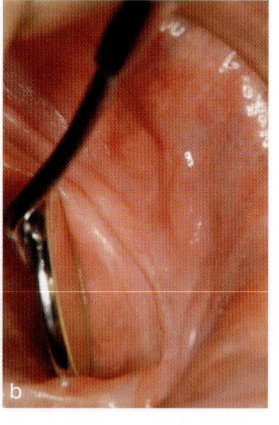

図29　シリコーン系軟質リライン材をリラインした義歯の粘膜面の調整（リリーフ）
a：患者は下顎軟質リライン義歯を装着1週間後より咀嚼時の疼痛を訴えている．下顎顎堤は著しく骨吸収し，可動粘膜が歯槽頂付近まで達している
b：下顎左側小臼歯部舌側に軽度の義歯性潰瘍が認められる（次頁に続く）

5. 軟質リライン義歯の調整

　通常のレジン床義歯や軟質リライン義歯でもアクリル系軟質リライン材が使用されている場合，義歯床粘膜面の調整は通常のカーバイドバーやカーボランダムポイント等で行うことができる．しかしながら，シリコーン系軟質リライン材の場合，これらの切削器具等で調整することは非常に困難であるため，各メーカーとも専用のポイント類を開発している（図28）．専用のポイント類を使用すると比較的容易にシリコーンの削除・調整を行うことができる（図29）．詳しくは各製品の添付文書での確認を要するが，一般的にはポイントは低速，ソフトタッチで使用するよう指示されている．また，長時間ポイントを当て続けるとシリコーン表面が熱を帯びるため，時々エアーで温度を下げる必要がある．

　シリコーン系軟質リライン材の調整で特に注意を要する点として，適合試験にシリコーン系適合試験材を直接使用すると，シリコーン系軟質リライン材と強固に接着し，剥離できないトラブルが生じることが挙げられる（図30）．対策として，『トクヤマ フィットテスターセパレーター』という専用の分離材が開発されている．本材は『ソフリライナー』（トクヤマデンタル）等のシリコーン系軟質リライン材とシリコーン系適合試験材『トクヤマ フィットテスター』との分離に有効である（図31）．

　軟質リライン義歯は耐久性の観点より通常のレジン床義歯に比べ，定期検査の間隔を短くする必要がある．また，調整時にはシリコーン用のポイントを選択することも必要である．

図29　シリコーン系軟質リライン材をリラインした義歯の粘膜面の調整（続き）
c，d：過圧部診査用ペースト（デンフィットS：昭和薬品化工）で義歯床下粘膜に生じた義歯性潰瘍相当部をリライン材に転写する

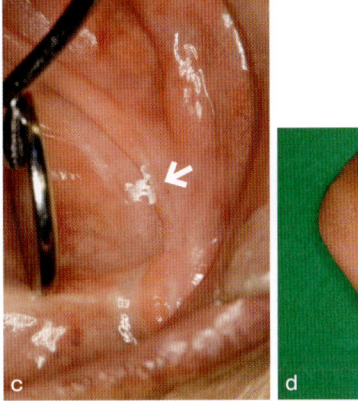

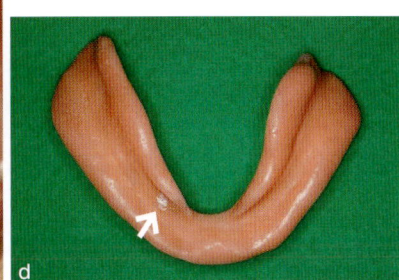

e：同部を形態修正用ポイントで削除する（20,000回転／分以下）
f：仕上げ用ホイールにて削除部を滑らかにする（6,000回転／分以下）

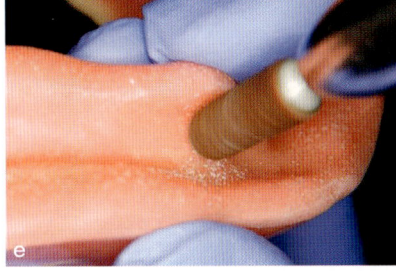

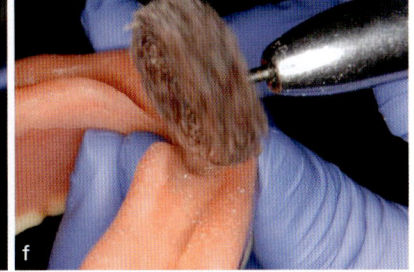

図30　軟質リライン義歯の適合試験操作の誤り
患者は下顎全部床義歯の審美性と咀嚼時の疼痛を主訴に来院した．シリコーン系適合試験材とシリコーン系軟質リライン材が強固に接着し，適合試験材が剥離できない状態となっている

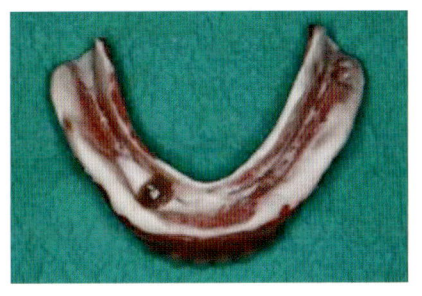

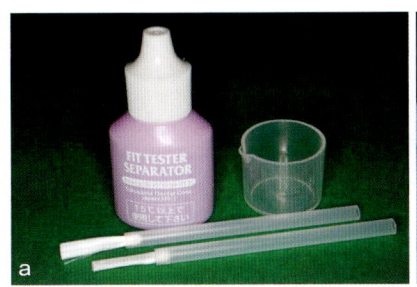

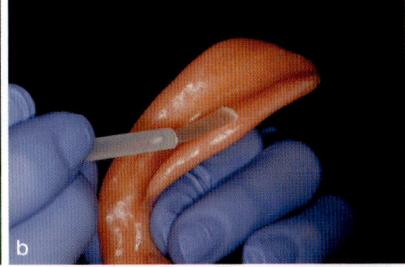

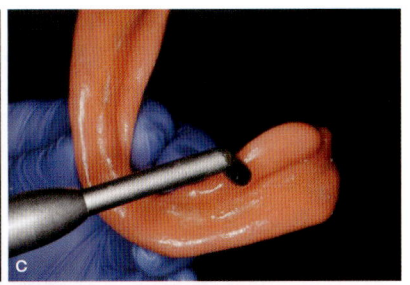

図31　シリコーン系軟質リライン材をリラインした義歯の適合試験（図29と同症例）
a，b：『トクヤマ フィットテスターセパレーター』を義歯床粘膜面に薄く塗布する．面が荒れている部分には2〜3回重ね塗りする
c：塗布した液膜が飛散しないようにエアーで乾燥させる

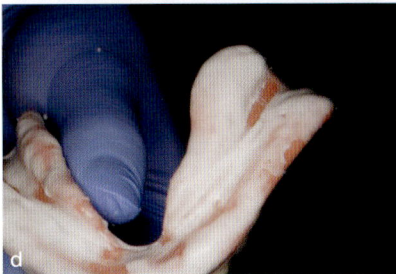

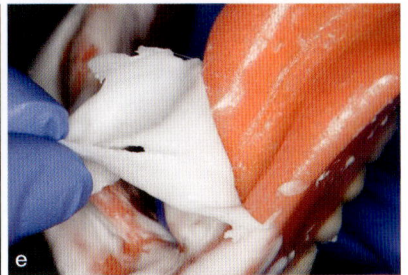

d，e：付加型シリコーン系適合試験材を義歯床粘膜面に盛り，口腔内に義歯を挿入し通法に従い適合試験を行う．硬化後，適合状態を診査して適合試験材を剥離する．セパレーターを塗布しているので剥離は容易である．最後に流水下でセパレーターを除去する

Ⅳ　咬合調整

全部床義歯

　全部床義歯の安定性を損なう原因として様々な要因が考えられるが，咬合状態は全部床義歯の安定に関わる重要な要因の一つである．人工歯排列時にはリンガライズドオクルージョンや両側性平衡咬合等の咬合様式やHanauの咬合の5要素，歯槽頂間線法則，ニュートラルゾーン，顎堤吸収の程度等，様々な関連因子を考慮する必要がある．使用中の義歯の咬合調整においてもこれらの基本的な考え方は変わらないが，現状の義歯で調整する必要があり必然的にできることはある程度限られてくる．本項では，両側性平衡咬合に準じた基本的な咬合調整の方法を再確認する．

1.　咬合小面とは

　咬合小面については全部床義歯の教科書で目にした方も多いと思うが，復習を兼ねて，咬合調整を実施する際の基本的事項として簡単に解説する．図32に右側方運動時の各咬合小面を示す．右側方運動の咬合診査時に接触する可能性がある面である．

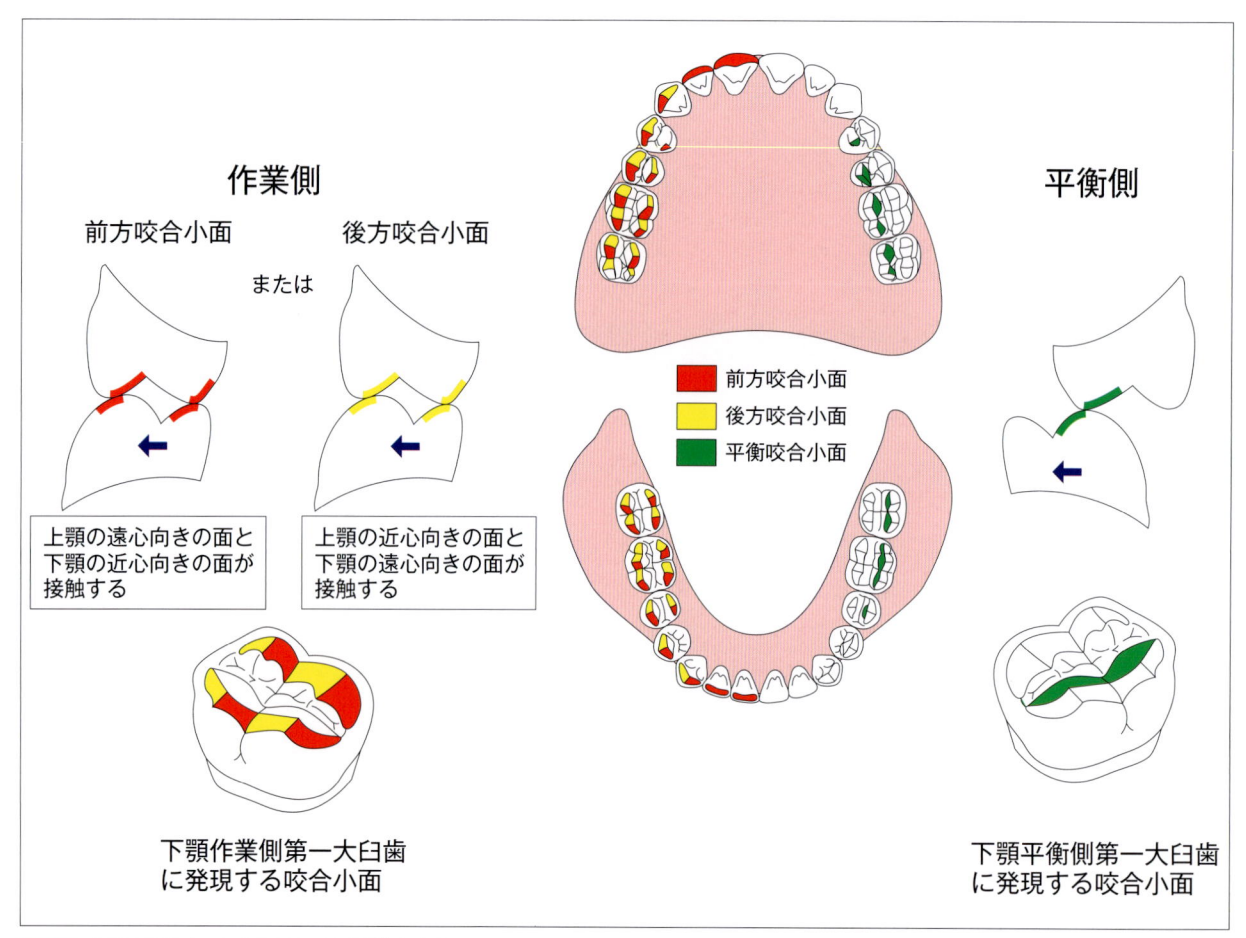

作業側

前方咬合小面　　後方咬合小面

または

上顎の遠心向きの面と下顎の近心向きの面が接触する

上顎の近心向きの面と下顎の遠心向きの面が接触する

下顎作業側第一大臼歯に発現する咬合小面

平衡側

■ 前方咬合小面
■ 後方咬合小面
■ 平衡咬合小面

下顎平衡側第一大臼歯に発現する咬合小面

図32　右側方運動時の各咬合小面（文献[20]を改変）

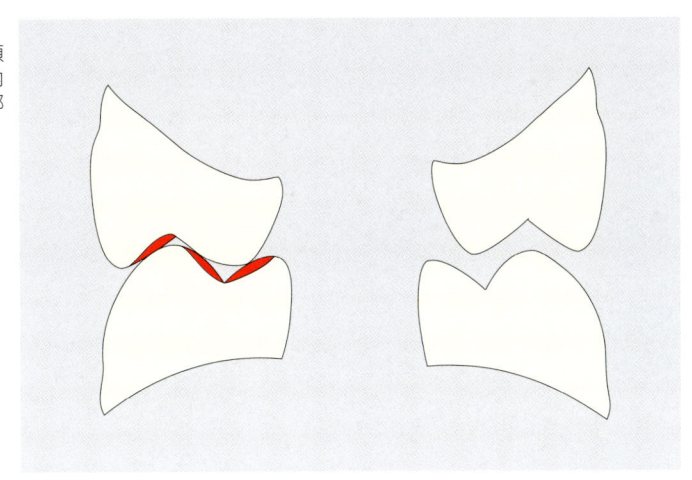

図33 中心咬合位での調整部位
基本的に機能咬頭を保存し，非機能咬頭（上顎頬側咬頭内斜面，下顎舌側咬頭内斜面）および下顎頬側咬頭内斜面（赤部分）を削合する

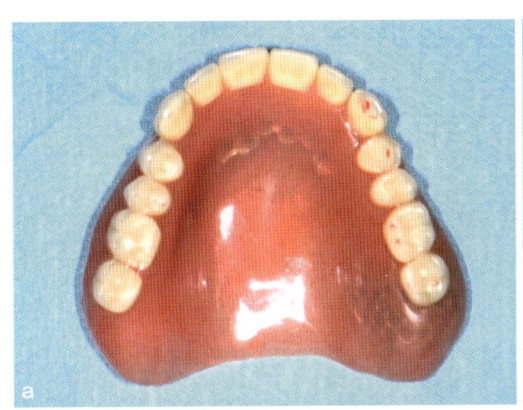
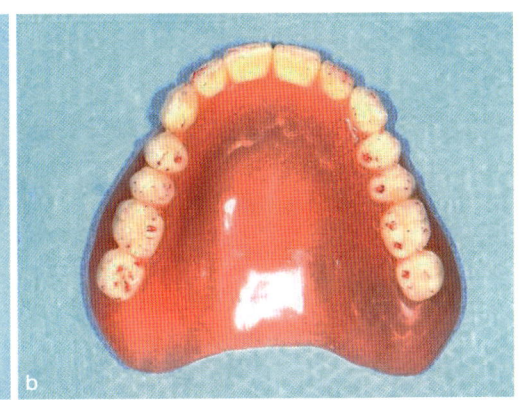

図34 早期接触と義歯動揺による見た目の咬合接触部位の変化
a：軽いタッピング時（早期接触あり）．b：強いタッピング時

① 作業側では，前方咬合小面（図32赤）と後方咬合小面（図32黄）が接触する．前方咬合小面では，右側の上顎頬側咬頭内斜面および上顎口蓋側咬頭外斜面のうち遠心を向いた面（図32赤）が，それぞれ右側の下顎頬側咬頭外斜面と下顎舌側咬頭内斜面の近心向きの面と接触する（図32赤）．いわゆる「D型ガイド」と同じような接触様式である．後方咬合小面では，右側の上顎頬側咬頭内斜面および上顎口蓋側咬頭外斜面のうち近心を向いた面（図32黄）が，それぞれ右側の下顎頬側咬頭外斜面と下顎舌側咬頭内斜面の遠心向きの面と接触する（図32黄）．いわゆる「M型ガイド」と同じような接触様式となる．

② 平衡側では平衡咬合小面（図32緑）が接触する．すなわち，左側の上顎口蓋側咬頭内斜面と下顎頬側咬頭内斜面が接触する．

③ 前方運動では左右両側の前方咬合小面が接触し（図32赤＋左側の同領域），後方運動では左右両側の後方咬合小面が接触する（図32黄＋左側の同領域）．これらの接触可能な咬合小面を基本として，以下の咬合調整を実施する．

2. 中心咬合位での咬合調整

中心咬合位では基本的に機能咬頭を保存し，非機能咬頭（上顎頬側咬頭内斜面，下顎舌側咬頭内斜面）および下顎頬側咬頭内斜面を削合する（図33）．この時，義歯床の動揺や転覆で見た目の咬合接触状態が変化していないかを注意する．実際には早期接触があるのに義歯床が動揺することにより，見た目の咬合接触点が増加し安定しているように見える場合がある（図34）．同様の現象として，義歯床の転覆により見た目の咬合接触が増加している場合もある（図35）．軽いタッピングで早

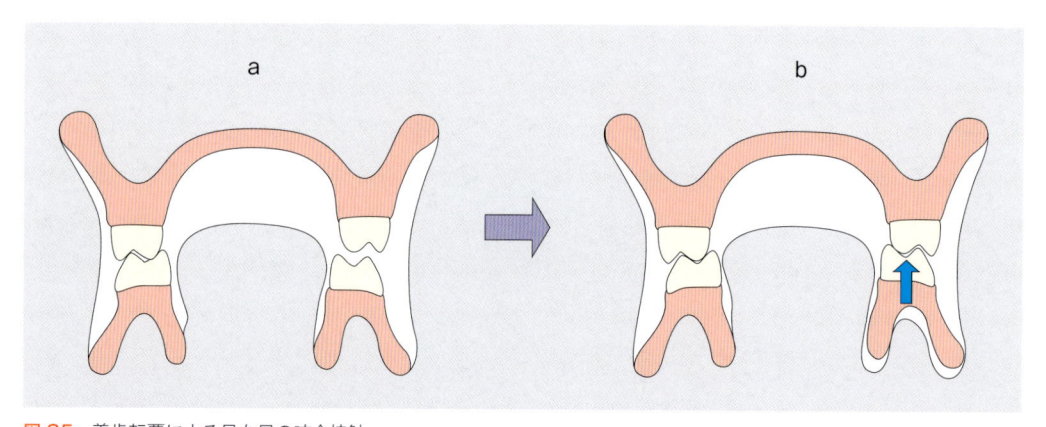

図35 義歯転覆による見た目の咬合接触
a：本来の咬合接触．b：義歯転覆による咬合接触部位の増加

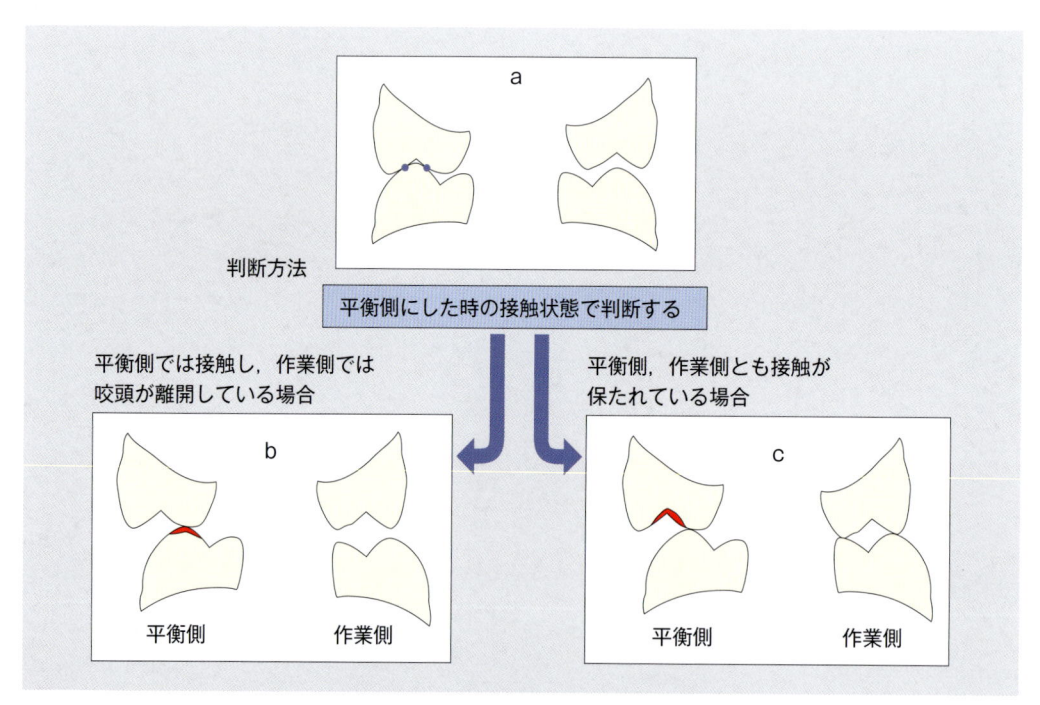

判断方法

平衡側にした時の接触状態で判断する

平衡側では接触し，作業側では
咬頭が離開している場合

平衡側，作業側とも接触が
保たれている場合

平衡側　　　　作業側

平衡側　　　　作業側

図36 中心咬合位で早期接触を示した場合における機能咬頭高径の必要性判定方法
bの場合は例外的に機能咬頭を削合する場合がある．赤部分を削合する

期接触の有無を確認する，またはタッピング時に義歯床のブレや中心咬合位付近で人工歯の滑走がないかを注意して観察することで，このような誤診を回避する．

3. 中心咬合位で機能咬頭を 削合する必要がある場合

基本的に中心咬合位では，上記のように機能咬頭を保存して咬合調整を行うが，機能咬頭を保存することによ

り平衡側での咬合干渉を残してしまうことがある．この場合，後述の平衡側での咬合調整の手間が増えてしまう．これをできる限り回避するために，中心咬合位における機能咬頭の早期接触部位でその高さが必要か否かの判定を行う（図36）．

初めに，中心咬合位で早期接触を示した咬頭が平衡側になるように下顎の側方運動を行わせる．図36-bのように平衡側のみが接触し作業側に咬合接触が見られな

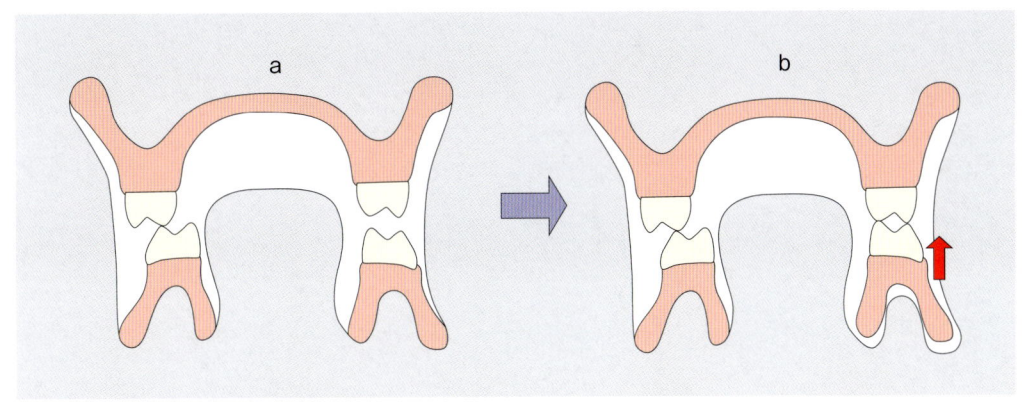

図37　義歯転覆による見た目の咬合平衡
本来，偏心位での咬合接触状態はaであるにも関わらず，口腔内では義歯が粘膜面上で転覆し，bの状態と判断される場合がある．aとは逆に，作業側のみが接触している場合も考えられる

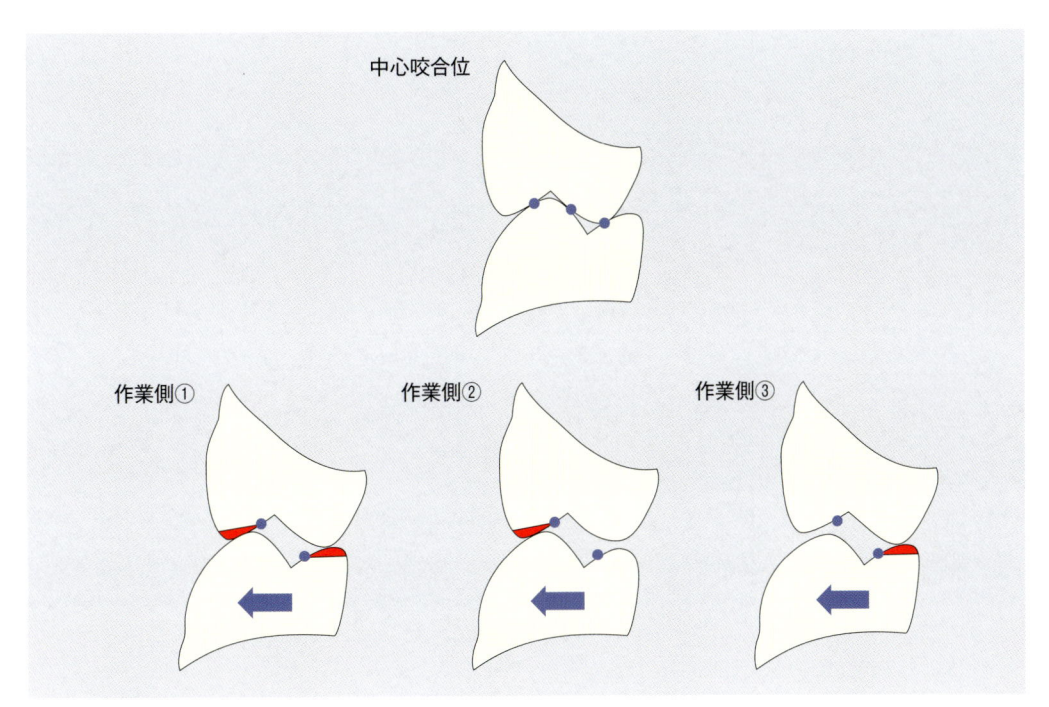

図38　作業側での咬合調整
BULLの法則に従う

い場合は，その機能咬頭の高さは必要ないので早期接触を示した部位と平衡側での干渉部位を削合する．**図36-c**のように作業側，平衡側共に咬合接触が見られた場合は，機能咬頭を削合してしまうと平衡側における接触が失われ，両側性平衡咬合が崩れてしまう．したがって，この場合は機能咬頭を保存し，対合する窩の部分を削合する．しかし，平衡側における診査の際にも，前述の中心咬合位と同様に義歯床の転覆による見た目の咬合平衡を示している場合があるので注意を要する（**図37**）．

4．作業側および平衡側における咬合調整

作業側における咬合調整はBULLの法則に従う（**図38**）．すなわち，非機能咬頭を中心に上顎頰側咬頭内斜面，下顎舌側咬頭内斜面を削合する．中心咬合位と側方位での咬合紙の色を変えて咬合状態を色分け診査し，中心咬合位で接触しているポイント（**図38**青点）を保存し干渉部分（**図38**赤）を削合する．

平衡側ではいずれも機能咬頭で干渉が生じるため注意を要する．咬頭嵌合位での接触点（**図39**青点）を避けて，上顎舌側咬頭内斜面か下顎頰側咬頭内斜面（**図**

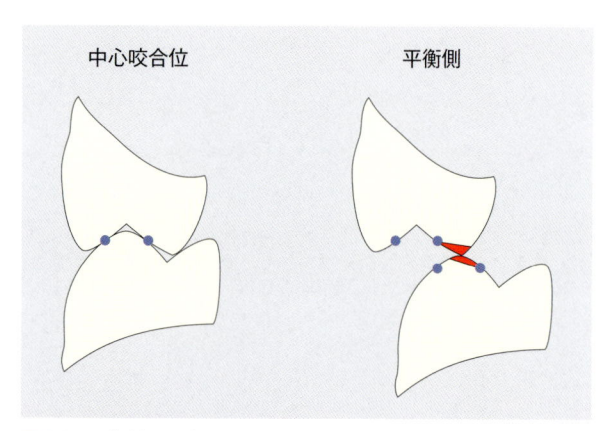

図39 平衡側での咬合調整
一般的に下顎頬側咬頭内斜面を削合する

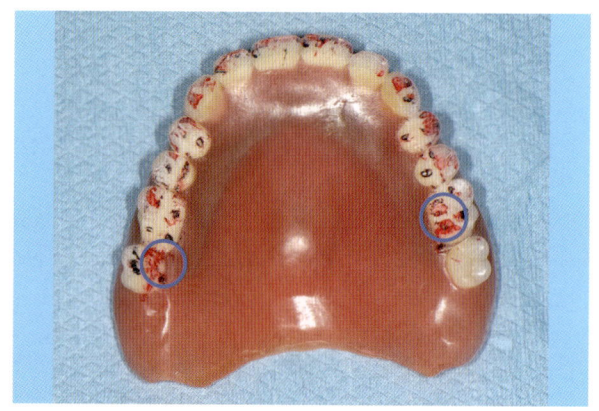

図40 作業側，平衡側での咬合状態
青丸部分は削合することで咬合平衡を崩してしまうおそれがあるため，判断に注意を要する

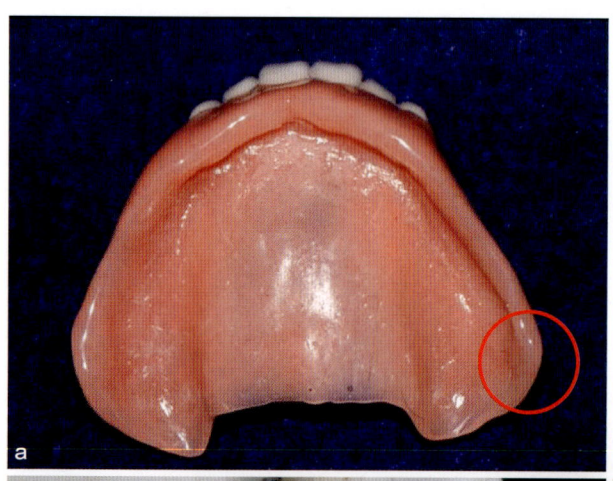

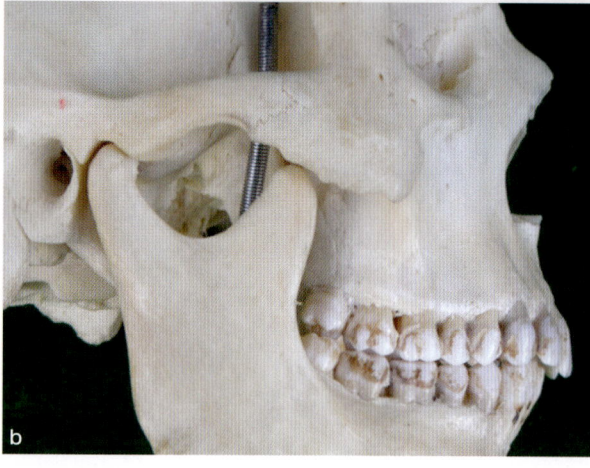

図41 上顎義歯後方床縁と下顎骨筋突起
a：影響を受ける部位
b：閉口時
c：開口時

39赤）を削合する．一般的には下顎頬側咬頭を削合し上顎舌側咬頭を保存する．これにより中心咬合位付近での咬合力を舌側側に向けることができ，またわずかではあるが下顎義歯の高さを低くできる．

　実際の診査では作業側と平衡側の咬合状態の診査を同時に行い（図40），両側性平衡咬合を崩さないように配慮しながら咬合調整を行う．図40の青丸部分は平衡側での干渉が疑われるが，この部分が作業側と同時に接触することで両側性の咬合平衡を維持している可能性がある．すべてを一度に削合してしまうのではなく，作

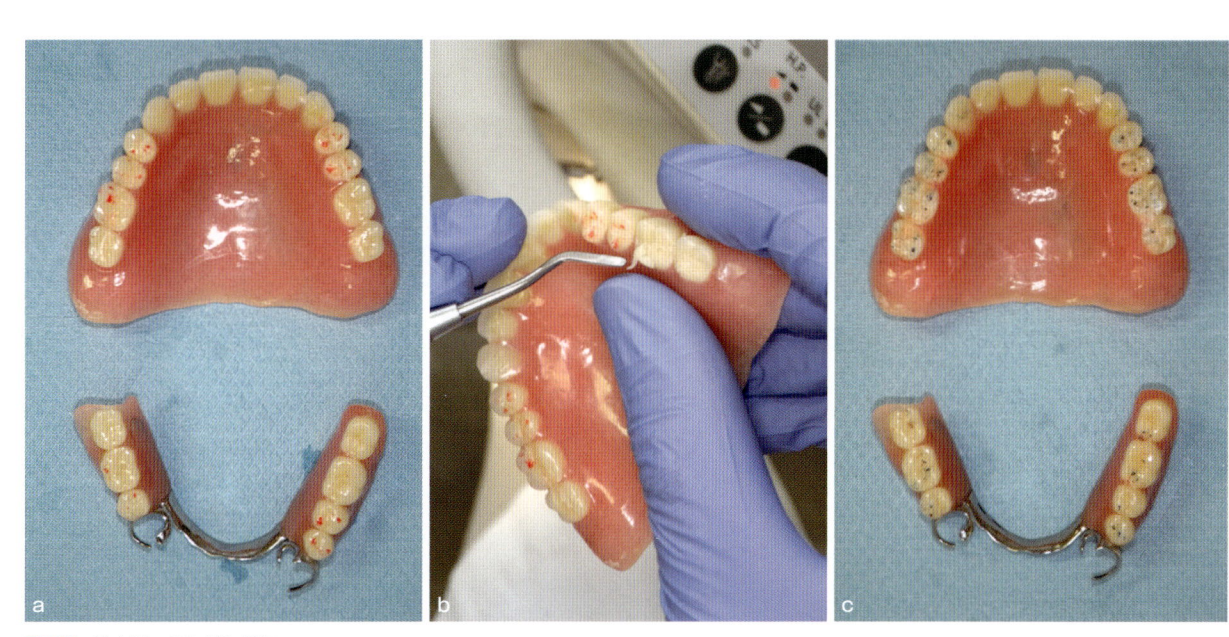

図42　咬合面へのレジン添加
ａ：咬耗による両側臼歯部接触点の減少．ｂ：硬質レジンの添加．ｃ：同，添加後（ただし，十分な添加が得られているとは言い難い）

業側の接触とのバランスを確認しながら少しずつ調整する．可能ならば平衡側の他の部位にも接触部位が得られるようにして，作業側・平衡側共に複数歯で接触させることが望ましい．

　全部床義歯の偏心位における調整に際しては，筋突起相当部分にも注意が必要である．開口時や平衡側となった場合に筋突起は前下方および前内下方へ移動する（図41）．この時，上顎結節との間の空隙が狭まるため，同部分の義歯床縁の厚みが不適切だと当該部分の粘膜に痛みが生じる．中等度開口で疼痛部位が平衡側になるように下顎運動を行わせ，床後方の形態を診査し改善する．

5．咬耗への対応

　咬耗が著しい場合等は咬合面にレジン添加を行い，咬合関係を回復する．硬質レジン歯の場合は表面を一層削除し，適切なプライマーを塗布して充塡用等の硬質レジンを添加するが，特に多数歯の症例等はチェアサイドでの対応は困難である（図42）．この場合は使用中の義歯を用いて咬合採得を行い咬合器装着して，レジンを添加する方が確実である．

　また，古い人工歯を削除した後，新しい人工歯を排列して部分的に重合する方法もある．必要に応じて新義歯製作も考慮する．しかし，いずれにしても咬合関係が著しく変化すると患者によっては適応困難となり，かえっ

表4　部分床義歯の床動揺の原因

咬合圧による床沈下
咬合時の側方圧
義歯床の過大
頰・舌の動き
食品の粘着力
義歯構成要素の強度不足（連結子等）
支台歯の配置（義歯設計）
支台装置の適合性の低下（クラスプの変形，支台歯の摩耗等）

て患者のQOLを低下させることにもなりかねないため，年齢や適応能力を考慮して対応を検討する必要がある．

部分床義歯

1．粘膜面の適合試験と咬合調整

　部分床義歯では，残存する天然歯を保護することを基本的な考えとして調整を行う必要がある．義歯床の動揺による維持装置を介しての支台歯への負担や咬合力の局所的な集中による残存歯への負担の増加を避ける．部分床義歯の床の動揺の原因としては，表4のような項目が考えられる．これらの問題が併存する場合は咬合調整と共に解決が必要である．

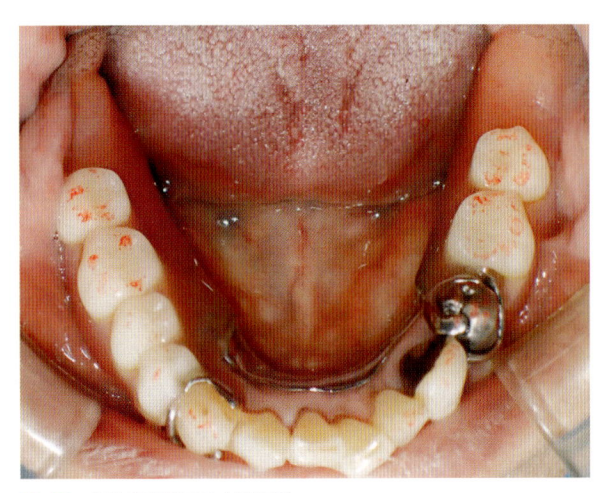

図43 部分床義歯の咬合診査①
きちんと咬合しているように見えるが……?

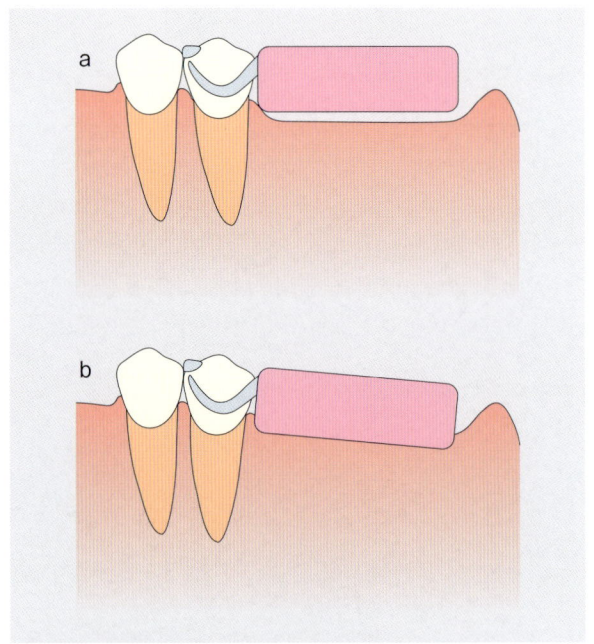

図44 部分床義歯の咬合診査時の注意点
a:非機能時. 義歯床下の十分な適合が得られていない
b:咬合時. 義歯床が沈下し支台歯には傾斜力が加わる

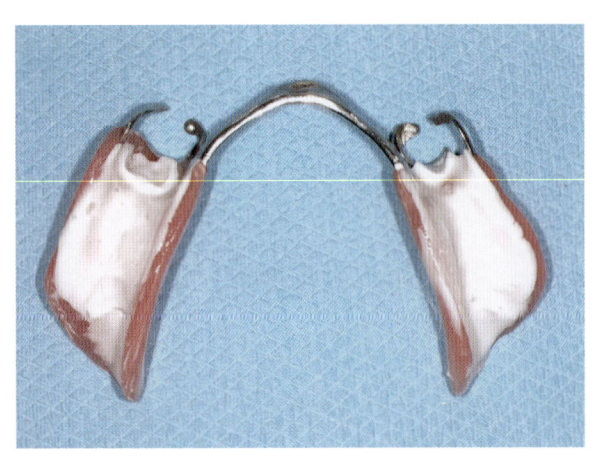

図45 義歯床粘膜面の適合試験
フレームを最も適合させた位置で粘膜面の診査を実施する

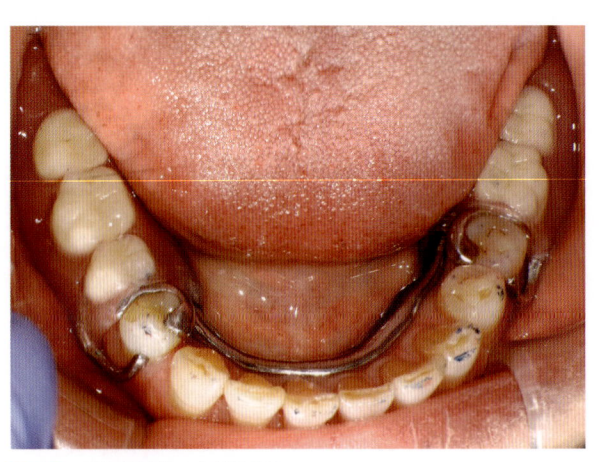

図46 部分床義歯の咬合診査②
残存歯（支台歯含む）のみが咬合接触している

　図43は部分床義歯の咬合診査時である. 一見, 比較的きちんと咬合しているように見えるが, 咬合時に図44-bのように義歯床が沈下した状態になっている場合は, 支台歯に傾斜力が加わってしまう. 咬合診査や咬合調整を実施する前にクラスプと床部分の適合をそれぞれ診査し, 図44-aの状態になっていないかを判断する必要がある.

　簡単な判断方法としては, クラスプを最も適合させた状態で床を手指で圧下し, 床の沈下が生じないかを確認する. 床が沈下する場合, シリコーン系の適合試験材を用いて適合状態を診査することでリライン後の義歯床沈下の改善程度および必要となる咬合調整量が予測できる（図45）. 診査は手指ですべてのクラスプを最も適合させた位置に保った状態で行い, 咬合させた状態では実施しない. 粘膜面の診査後にリラインが必要と判断されたら実施し, その後改めて咬合診査と咬合調整を行う.

　しかし, 臨床現場では図43のような状況よりも, むしろ支台歯までは咬合接触しているが人工歯部分は咬

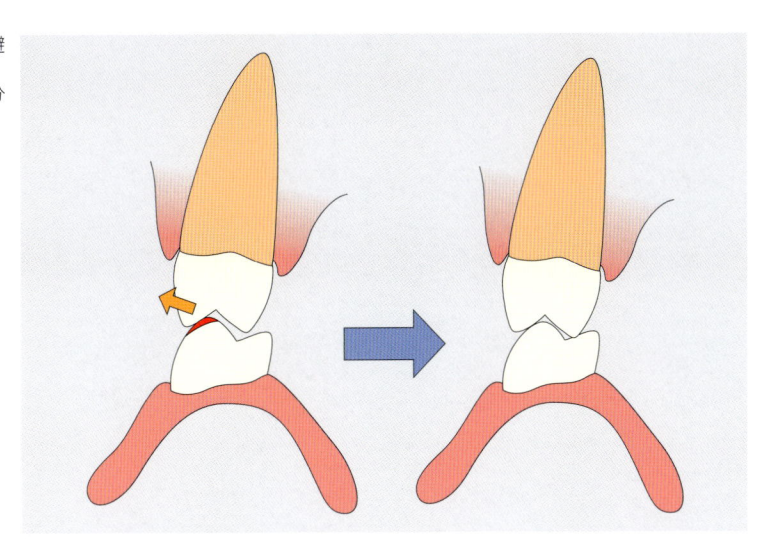

図47　天然歯への側方力を避ける
側方力の原因になっている部分（赤）を削合する

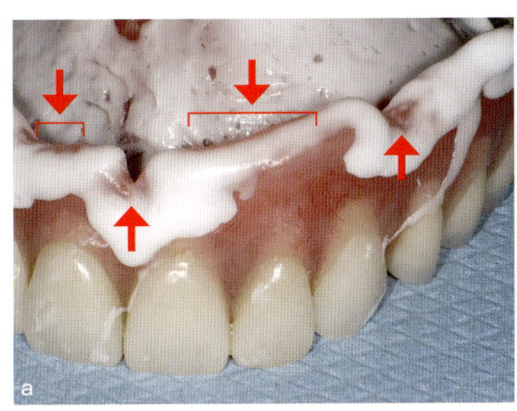
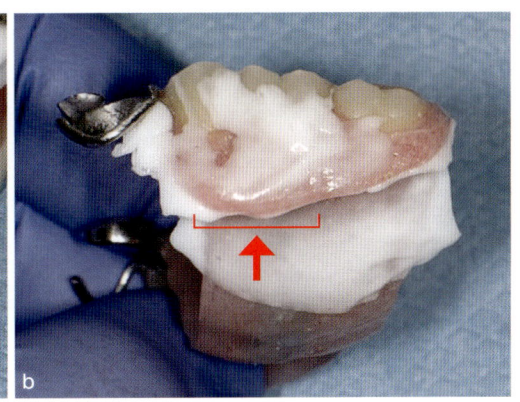

図48　義歯床縁に見られた過長部分

合接触が失われているケースが多い（図46）．この場合にもクラスプの適合状態をまず確認し，図44-bの状態でなおかつ義歯部分の咬合接触が失われている状態になっていないかを確認する．フレームや粘膜面の適合に問題がなければ，失われている接触点をレジン添加等で修正する．この診査を怠り，図44-bの状態になっている場合にも関わらず咬合面にレジン添加を行うと，支台歯への負担はますます増加することになる．

　部分床義歯では対合歯の状態や残存歯の歯周状態等，患者ごとに様々な状況が考えられるため，単純な法則に従って咬合調整を行うことは困難であるが，基本的な考えとしては残存歯と調和した咬合を目指す．咬合力ができるだけ歯槽頂上に向かうように調整し，対合する天然歯への不要な側方力を避け（図47），人工歯部分での偏心位接触を最小化する．しかし，残存歯の支持能力が低い場合は人工歯と義歯床の部分で偏心運動時の咬合圧を分担し，残存歯の咬合負担を軽減させる．欠損歯数が増加した症例では全部床義歯の咬合調整に準じて上下顎義歯の安定を図る．

2. 義歯が外れやすい時に考慮すること

　部分床義歯の定期検査時において，疼痛と共に，義歯が外れやすくなったとの訴えは頻繁に経験する．通常はクラスプ維持腕の調整で対応することが多い．しかし，表4（p.33）のように義歯床の動きの原因には様々な因子がある．図48に義歯床縁の設定の不良例を示す．シリコーン系適合試験材を用いて開口時等の床縁および研磨面を診査すると，不適切な部分が見られる．このよ

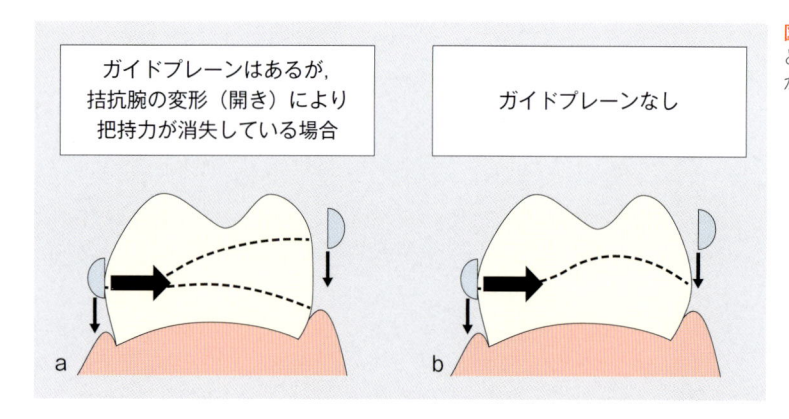

ガイドプレーンはあるが，
拮抗腕の変形（開き）により
把持力が消失している場合

ガイドプレーンなし

a　　　　　　　　　　b

図49　把持作用の不良による維持力の低下
どちらの場合も，維持腕だけを調整するとさらに側方力が加わり，支台歯の動揺が増加する

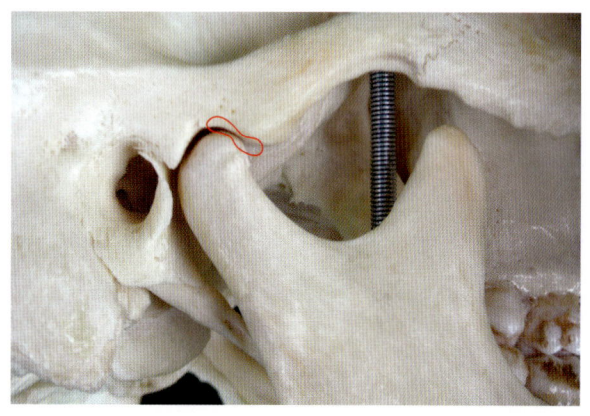

図50　顎関節円板の位置

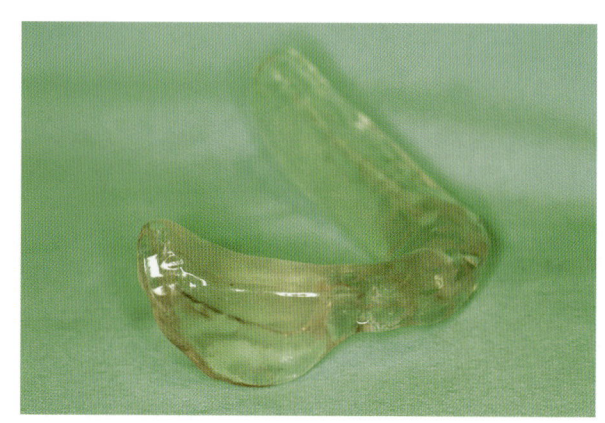

図51　床付きスプリントの例

うな場合，単純にクラスプの調整だけを行うと支台歯に対して余分な維持力を強いることとなる．まずは義歯床縁を修正し，その後に必要な維持力が得られるようにクラスプの調整を行う．

　把持力の不良により維持力低下が生じる場合もある（図49）．クラスプの変形や摩耗は維持腕だけでなく拮抗腕にも生じる．拮抗腕による把持作用が低下し，維持腕による側方力への拮抗が低下すると，結果として維持力は低下する（図49-a）．また，元々ガイドプレーンの設定が不適切な場合には，支台歯の動揺増加により維持力の低下が生じる（図49-b）．このような場合に維持腕のみで維持力を改善しようとすると，支台歯の動揺はますます増加する．適切な把持作用が得られるようにガイドプレーンの状態を確認し，必要に応じて修正を実施し，義歯の新製を考慮すべきである．

＊　　　＊　　　＊

　以上のように部分床義歯では，義歯の安定は当然のことながら対合歯や支台歯等，天然歯への負担を軽減し，歯を保護するためにはどうすれば良いかを咬合状態のみならず多方面から診査（表4）して対応する必要がある．

下顎位の偏位が疑われる，または不安定な顎位をとる患者への対応

　咬頭嵌合位とは上下顎歯列が最も多くの部位で接触し形態的に最も安定した下顎位であり，生理学的にも顎関節や顎筋活動と調和していることが求められる[15]．一方，顆頭安定位では関節円板を介して下顎頭は関節窩内の前上方に位置する（図50）．正常な咬頭嵌合位では顆頭安定位は適切な顆頭の位置と考えられる[16]ため，基本的に下顎頭が適切な顆頭安定位となるような下顎位を保つことを考慮しながら治療および管理を行う．

　不適切な下顎位を修正する方法として，咬合面をフラ

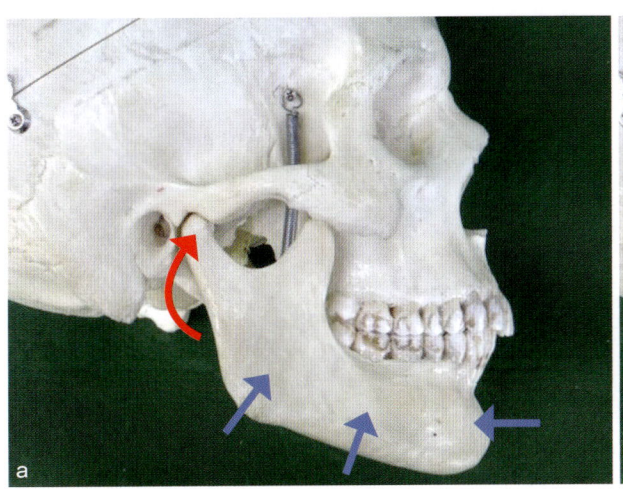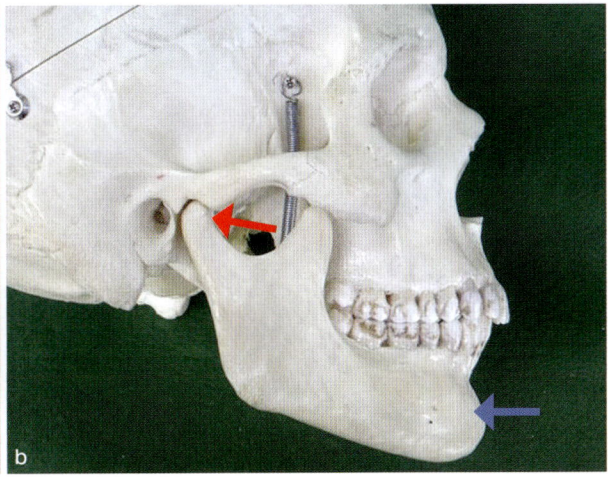

図52　下顎の誘導方法
bでは下顎頭が後方へ誘導されてしまう．aのように下顎頭を前上方に誘導する

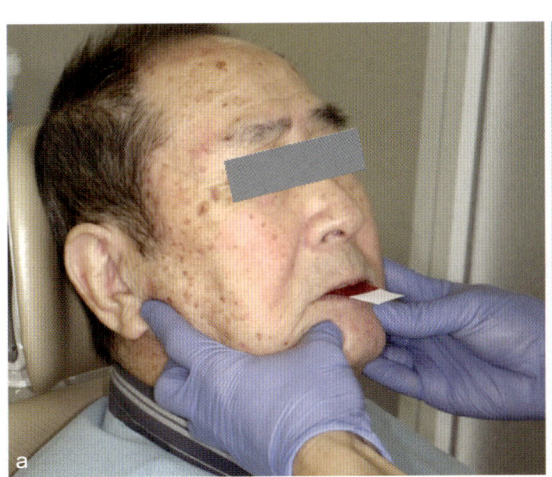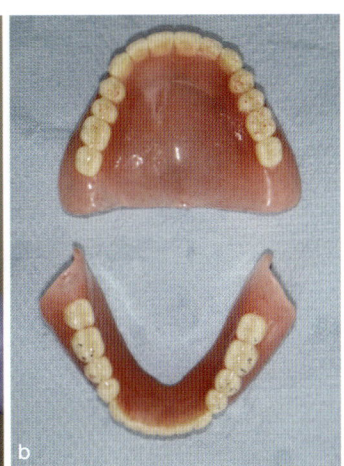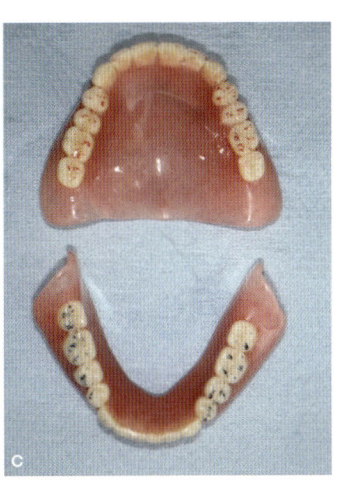

図53　ドーソンテクニックを応用した下顎誘導法
a：誘導の様子．b：誘導した顎位での最初の咬合状態．c：誘導した顎位に基づいた咬合調整後の咬合状態

ットにした治療用義歯を用いる方法（または床付きのスプリント：図51）や，下顎位を誘導する方法が一般的に行われている．習癖等により適切な基準位置からの下顎偏位が長期にわたる場合には，前者のように時間を掛けて適応させることが望ましい．

　一方，患者が義歯の咬合位付近で滑走等の違和感を自覚している場合等は，後者の誘導方法（ドーソンテクニック）を利用した顎位の確認も有効であろう．この時，下顎頭を前上方へ誘導するように配慮する（図52）．
図53の症例は，義歯の咬合位の不安定感を訴えた患者である．誘導した顎位では左側小臼歯部を中心に，部分的な早期接触傾向が見られる（図53-b）．誘導した顎位での咬合調整後には下顎位の不安定感は消失し，誘導をしなくても安定した咬合状態が得られるようになった（図53-c）．

　なお，このような下顎位の変化を伴うような処置を実施する前後には，パノラマ顎関節撮影法（4分画）等を併用して下顎頭の位置を確認しておくことが望ましい．
図54の症例はメインテナンス中に右顎関節の疼痛を訴え，なかなか改善しないためにかかりつけ歯科医から本院義歯補綴科へ紹介になった患者である．一見きちんと咬合しているように見えるが，左側小臼歯部に早期接

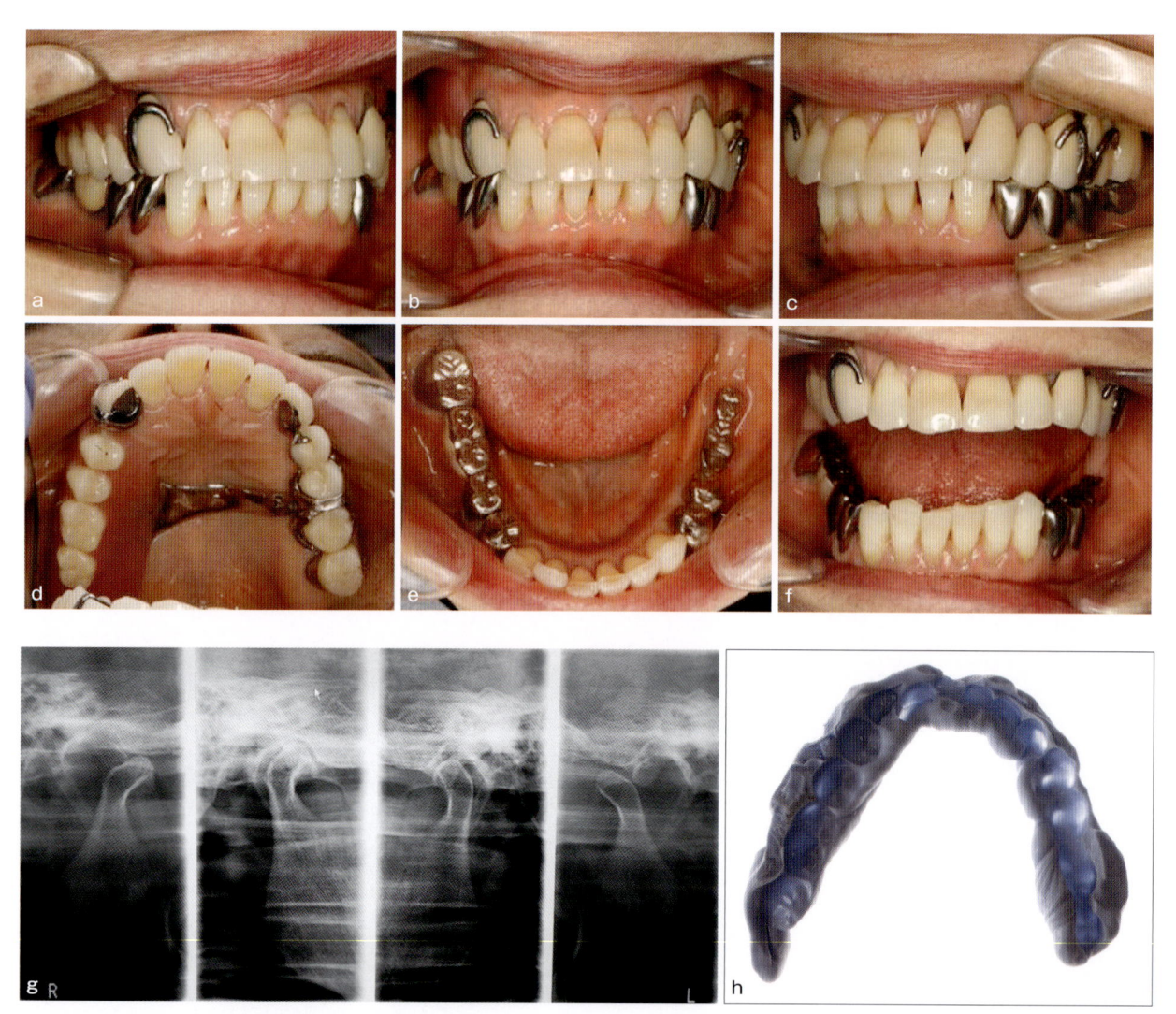

図54 メインテナンス中に右顎関節の疼痛が発生した症例
a～f：初診時の口腔内写真．g：顎関節4分画撮影．h：スプリント装着後の咬合状態（下方から）

触が観察され，その後滑走しながら右前方の咬頭嵌合位に誘導される状態が見られた（図54-a～f）.

顎関節4分画撮影法では，わずかではあるが咬頭嵌合位において左側下顎頭が右側と比較し前下方に位置している像が見られる（図54-g）. 早期接触の後，咬頭嵌合位に至る経路で下顎が右前方に偏位することと関連していると推測される. 上顎にスタビライゼーションスプリントを装着し，しばらく経過観察した後に咬合状態を再度確認すると，左側小臼歯部を主体とした早期接触が依然として残存していた（図54-h）. 早期接触部分および義歯調整による顎位修正により，顎関節症状は改善された.

本項では補綴による下顎位の修正を紹介したが，この種の治療を実際に行うかどうかは画像診査や顎運動関連診査，患者の症状等を十分に考慮し，慎重に検討した上で実施すべきである. 米国歯科研究学会（AADR）のTMD基本声明では，「正当化できる特定の証拠がない限り，TMD患者の治療の第一選択は保存的で可逆的かつ証拠に基づく治療法とすることが強く薦められる」[17]と示されている.

米国口腔顔面痛学会（AAOP）のガイドラインでは，「TMDの予防と治療に咬合調整が有益であると結論付ける十分な根拠はない」[18]等，TMDにおける咬合治療は初期治療として第一選択ではなく，慎重な対応が求められる. 患者に症状や兆候が何ら見られない場合には，積極的な下顎位変更を伴う治療計画は慎むべきであろう.

V クラスプの調整

装着時および定期検査時の注意点

部分床義歯の臨床では，装着時スムーズに装着ができないという状況が稀に存在する．原因としては義歯床用レジンのアンダーカット部への侵入，クラスプの変形もしくは変位，鉤歯の移動等が考えられる．図55 に示すように新製義歯の装着時，隣接面板にレジンが付着している症例では，適切な位置に義歯を装着させるために調整が必要である．義歯製作時での鉤歯の欠損側のブロックアウト不足が原因である．クラスプ内面に残存した

レジンを注意深く除去することで，多くの場合，装着可能となる．

クラスプ内面の適合試験が必要な場合，適合試験材の特徴を考慮して使用する．金属部分の適合試験では，クリーム状の適合試験材よりもホワイトシリコーンゴムの適合試験材の方が明確に接触部を検知することができる（図56）．ただし着脱途中の過剰な接触部分を検出するには，クリーム状の適合試験材の方が有効な場合もある．咬合紙の応用も有用な方法の一つである．

定期検査時，部分床義歯の維持力低下を訴える患者は

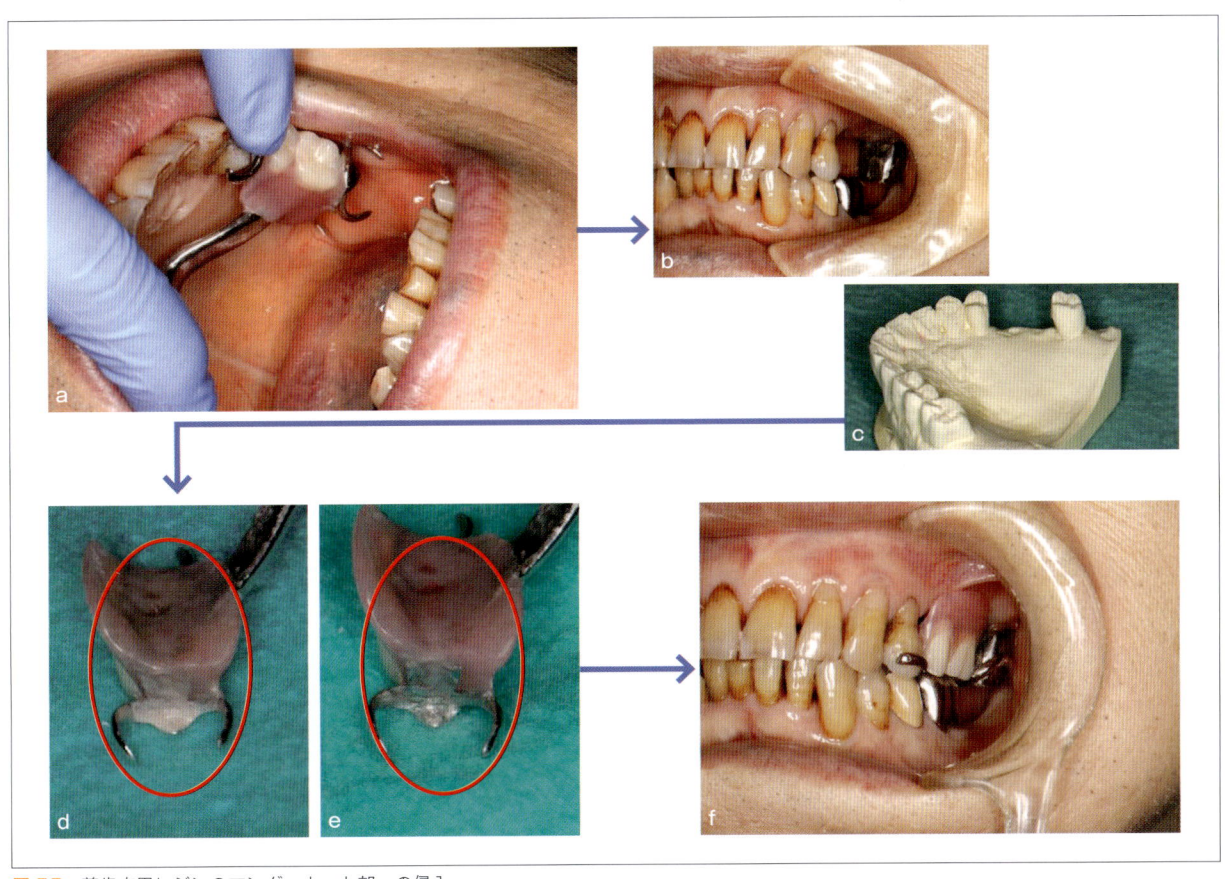

図55 義歯床用レジンのアンダーカット部への侵入
a：7 のガイドプレーンと隣接面板部が干渉して義歯の装着が困難である．b，c：ガイドプレーンの形成は適切である
d：しかし，クラスプ内面に薄くレジンが残存している．e：レジンのバリを除去．f：装着可能な状態となった

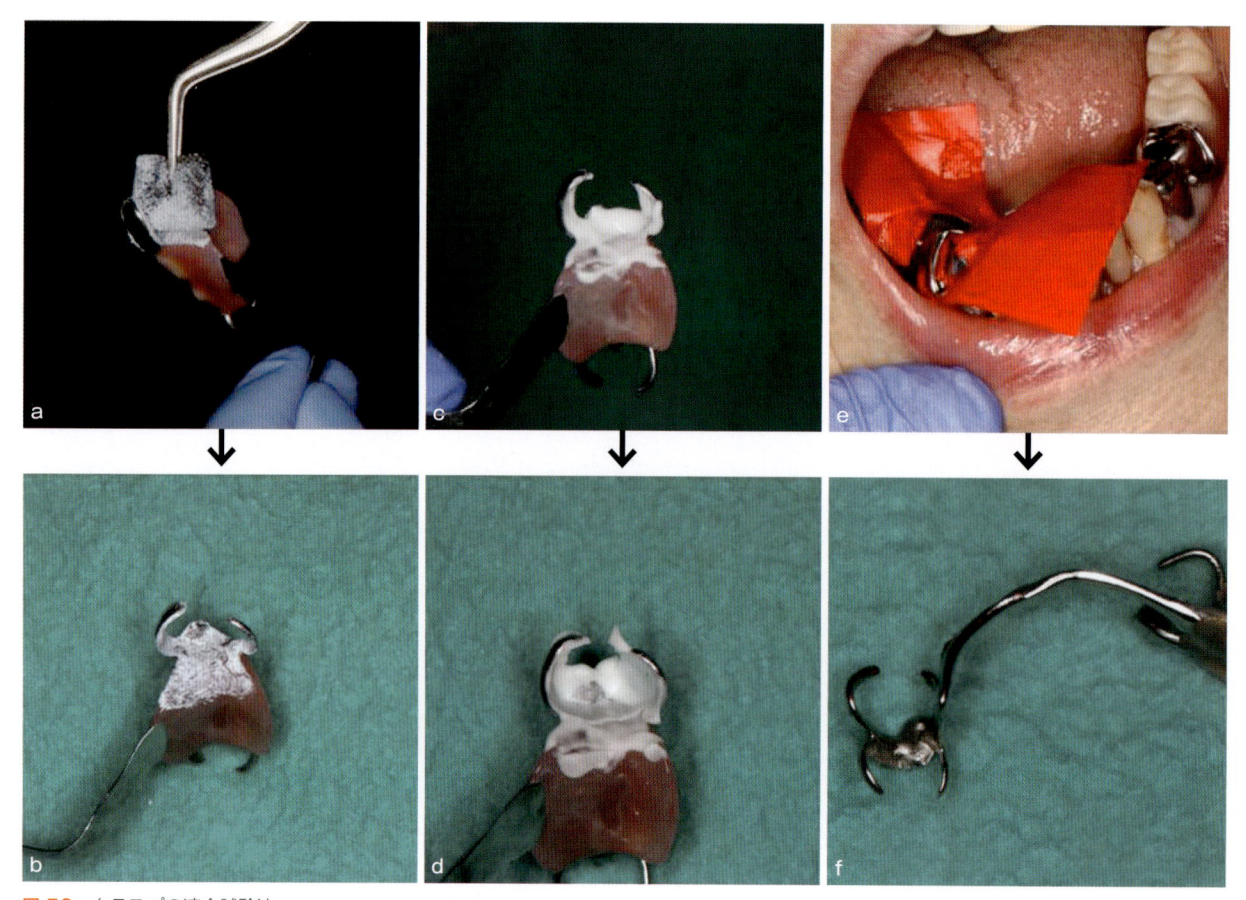

図 56 クラスプの適合試験法
a, b：クリームタイプ適合試験材. c, d：シリコーンゴム適合試験材. e, f：咬合紙

多い．義歯を口腔内から取り出す際にクラスプにほとんど抵抗を感じない場合は，クラスプの先端全体が支台歯に接していないことが多い．この場合，応急的にクラスプ先端を屈曲して対応することもある[19]が，基本的には再製が必要である．クラスプの維持力低下には設計ミスや患者の義歯の取り扱い方等，種々の原因が考えられるので，このことを考慮した上で対処する（p.35参照：2. 義歯が外れやすい時に考慮すること）．

クラスプ交換，追補修理等に伴う注意点

義歯の定期検査時に，支台歯の齲蝕等が原因で新たに歯冠補綴（または再製作）を行う必要が生じる場合がある．この場合，当該支台歯周囲の部分印象によって製作した作業用模型を用いて全部金属冠（FMC）等の歯冠補綴装置を製作し，同時にクラスプも製作しておいて，歯冠補綴装置の装着とクラスプの修理を同時に実施することは可能である．

しかし，義歯の支台歯が複数あり，部分的な作業用模型の範囲内に含まれない支台歯がある場合，支台歯相互のガイドプレーンの方向を統一することができず，義歯の着脱方向に不一致が生じる（図57）．弾性を有しない拮抗腕領域に不適切なアンダーカットができている場合には，支台歯への為害作用が特に大きくなる（図57-b）．このような問題を避けるためには，歯列全体の作業用模型を製作し，支台歯相互のガイドプレーンの方向を一致させ，維持腕領域には過剰なアンダーカットの付与を避けた歯冠補綴装置を製作することが重要である．

図58は，7̅ 全部金属冠再製作に伴う7̅ クラスプの交換修理である．クラスプ交換修理後の着脱時チェック中に過剰な維持力が認められたので，クリームタイプの適合試験材を用いてクラスプ内面の適合性の確認を行ったところ，わずかではあるが維持腕ショルダー部分に過剰な接触部位が見られ，拮抗腕先端にも過剰な接触が見られた．

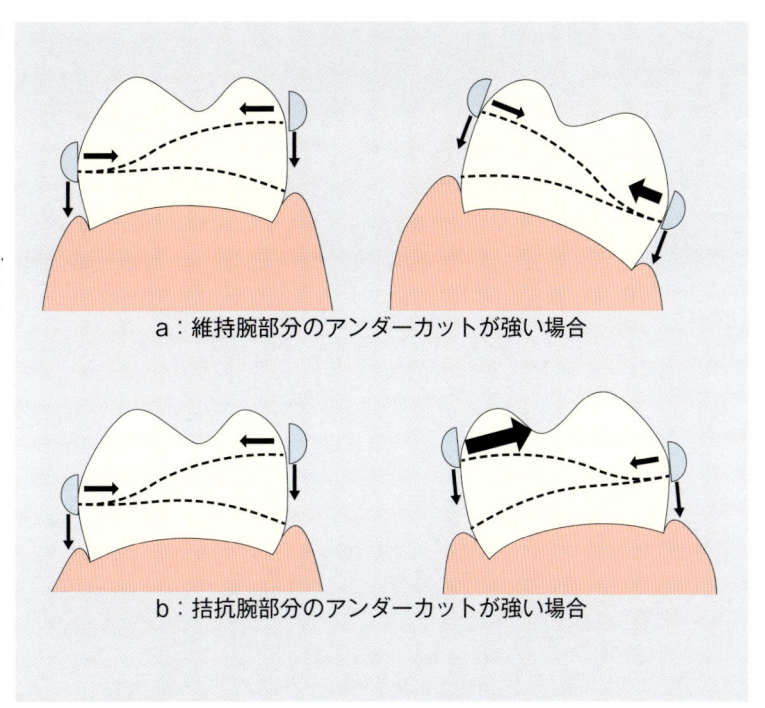

図57　一部の支台歯の補綴に伴う義歯着脱方向の不一致（図右：全部金属冠を再製作）
左右の図は1つの部分床義歯に対する2つの支台歯を示す．右側の支台歯に対し部分印象による作業用模型で歯冠補綴装置を製作した場合，既存の支台歯と新規製作した補綴装置のガイドプレーンの方向の不一致が生じ，支台歯には不適切な側方力が加わる．弾性がない拮抗腕領域に不適切なアンダーカットが生じた場合は，特に為害作用が大きくなる

a：維持腕部分のアンダーカットが強い場合

b：拮抗腕部分のアンダーカットが強い場合

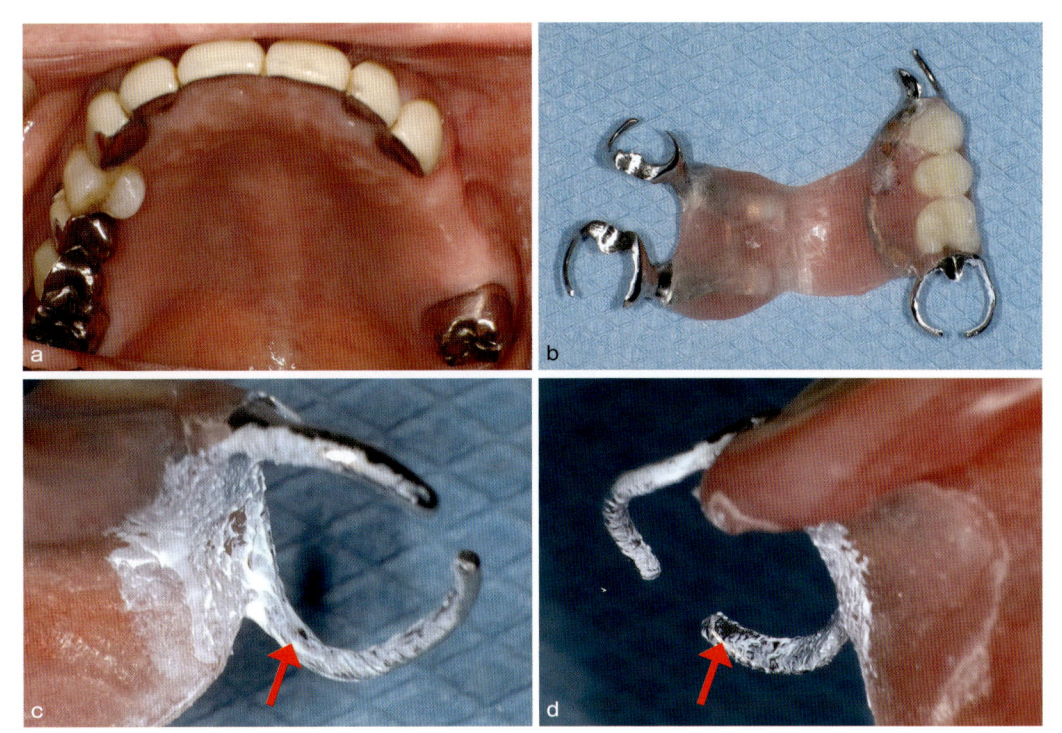

図58　⌊7 全部金属冠の再製作，クラスプ交換に伴う支台歯への為害作用
a：齲蝕治療に伴い⌊7 全部金属冠の再製作を行った．b：使用中義歯の⌊7 クラスプを交換修理した
c：維持腕ショルダー部分の過剰な接触．d：拮抗腕先端部分の過剰な接触

　本症例では，これらの部位を除去することで適当な維持力が得られた．しかし，本法では必要な把持力を得るために残しておくべき部分と過剰な接触部分との厳密な判別はできない．現実的には様々な問題によりクラスプの修理で終了することも多いと思われるが，理想的にはサベイングにより支台歯相互の方向性を再確認し，義歯全体の再製作も考慮に入れてその後の対処を検討すべきであろう．

参考文献

1）厚生労働省平成28年歯科疾患実態調査．http://www.mhlw.go.jp/toukei/list/62-28.html

2）Ozdemir AK, Ozdemir HD, Polat NT et al：The effect of personality type on denture satisfaction. *Int J Prosthodont*, **19**：364-370, 2006.

3）濱田泰三，市川哲雄：増補版 複製義歯　慣れた義歯こそ高齢者の求める義歯 第2版．永末書店，京都，2017.

4）村田比呂司，吉田和弘：超高齢時代の義歯の調整——義歯から健康寿命を延伸させる．補綴臨床，**51**：247-263, 2018.

5）村田比呂司，馬場一美 編：補綴臨床別冊／なぜ壊れ，どう直すのか Denture Repair 部分床義歯・全部床義歯・インプラントオーバーデンチャー．医歯薬出版，東京，2015.

6）Atwood DA：Reduction of residual ridges：a major oral disease entity. *J Prosthet Dent*, **26**：266-279, 1971.

7）上條雍彦，野坂洋一郎：顎骨の加齢変化（渡辺郁馬 編：老年歯科）．医歯薬出版，東京，1981.

8）細井紀雄，森戸光彦，椎名順朗 他：義歯機能の回復　リライニング＆リペアー．医歯薬出版，東京，1997.

9）村田比呂司，鳥巣哲朗，黒木唯文：義歯調整update——リリーフ，咬合調整からリライン，不安定な顎位への対応まで．歯界展望，**129**：444-470, 2017.

10）村田比呂司，黒木唯文：長く・快適に義歯を使用するためのソリューション．第2回 リラインとリベースをどう使い分けるか．補綴臨床，**42**：186-195, 2009.

11）村田比呂司，鳥巣哲朗：長く・快適に義歯を使用するためのソリューション．第4回 リライン材の特性を理解する．補綴臨床，**42**：456-463, 2009.

12）Murata H, Taguchi N, Hamada T et al：Dynamic viscoelastic properties and the age changes of long-term soft denture liners. *Biomaterials*, **21**：1421-1427, 2000.

13）村田比呂司：軟質リラインの基礎とエビデンス．日補綴会誌，**10**：57-62, 2018.

14）村田比呂司，緒方敏明：シリコーン系軟質リライン材「ジーシーリラインⅡ」による有床義歯内面適合法——義歯の機能を向上させるために．GC CIRCLE, **185**：23-29, 2016.

15）佐々木啓一：咬合・顎運動（顎関節学会 編：新編顎関節症）．40-42，永末書店，京都，2013.

16）河野正司，池田圭介，荒井良明：咬合（森本俊文 他編：顎関節症入門）．7-16，医歯薬出版，東京，2001.

17）AADR TMD Policy Statement Revision Approved by AADR Council 3/3/2010. http://www.aadronline.org/i4a/pages/index.cfm?pageid=3465．社団法人日本補綴歯科学会学術委員会 訳：AADRによるTMD基本声明（改訂版）

18）The American Academy of Orofacial Pian (edited by Reny de Leeuw). Orofacial Pain Guidelines for Assessment, Diagnosis, and Management 4th edition (Occlusal therapy). 170-173, Quintessence, Hanover Park, 2008.

19）佐藤裕二，北川　昇：部分床義歯の維持安定の不良（村田比呂司，土屋賢司 編：補綴臨床別冊／補綴臨床のトラブルシューティング）．148-149，医歯薬出版，東京，2011.

20）市川哲雄 他編：無歯顎補綴治療学 第3版．医歯薬出版，東京，2016.

索 引

あ

アクリル系機能印象材　20
アクリル系軟質リライン材
　18，19，26
アンダーカット　40
アンチモンソンカーブ　8
維持腕　36，40
エチルアルコール　23
オーラルディスキネジア　19
オトガイ孔　10

か

過圧部診査用材料　11
過圧部診査用ペースト　15，16
ガイドプレーン　36，40
下顎位　36
下顎頭　37
下顎偏位　37
顎位　36
顎堤　8，9，10
可塑剤　18
顆頭安定位　36
加熱重合型　18
間接法　19，20
義歯床縁　35
義歯性潰瘍　9，17
義歯性線維症　9
義歯の満足度　7
義歯への慣れ　6，7
拮抗腕　36，40
機能咬頭　29
筋突起　32，33
クッション効果　18
クラスプ　34，36，39
クリームタイプ　13
咬合干渉　30
咬合小面　28
咬合調整　28，33
咬合面コア　25
咬合面再形成　7，15
鉤歯　8

硬質リライン材　17，18
咬頭嵌合位　36
後方咬合小面　29
咬耗　8，33
高齢者　6
骨吸収　6，9

さ

作業側　29，31
サベイング　41
残存歯　35
歯槽頂間線法則　28
支台歯　10，34
支台装置　10
ショア A 硬さ　20
常温重合型　18
上顎結節　33
シリコーン系軟質リライン材
　18，19，20，22，24，26
シリコーンゴム　11，13，14
シリコーン調整用ポイント　26
人工歯　8
親水性　11，13
スタビライゼーションスプリント　38
スプリント　37
前方咬合小面　29
早期接触　29，31

た

ダイナミック印象　18，20，21
タッピング　29
弾性　18
中心咬合位　29
稠度　11
直接法　19
治療用義歯　37
TMD　38
定期検査　26，35，39
ティッシュコンディショナー
　17，18，20，21
適応能力　7，33
適合試験　11，27，33，39

適合試験材
　11，13，14，26，35，39，40
適合性　8，11，17
適合性の判定基準　14
ドーソンテクニック　37

な

軟質リライン　18，20
軟質リライン義歯　22，26
軟質リライン材　17，18
ニュートラルゾーン　28
粘弾性　18
粘膜調整　17，18，20

は

パノラマ顎関節撮影法（4分画）　37
非機能咬頭　29
被膜厚さ　11，14
複製義歯　7
プライマー　23，33
フラスク埋没による方法　23
フラビーガム　8，9
BULL の法則　31
分離材　26
平衡咬合小面　29
平衡側　29，31
辺縁処理材　24

や

有床義歯内面適合法　19
要介護　7

ら

流動性　11，13
両側性平衡咬合　28，32
リライニングジグによる方法　23，25
リライン　7，15，17
リライン材　17
リリーフ　7，15，16，17
リンガライズドオクルージョン　28
隣接面板　39
レジン添加　33，35

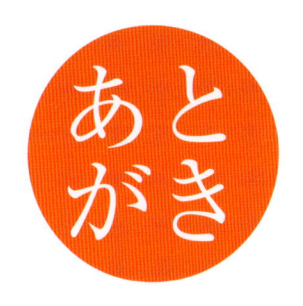

　本書では主として高齢者が対象となる有床義歯補綴臨床のうち義歯の調整に焦点を絞って解説いたしました．高齢者は老化に伴い学習能力が低下し，新しい環境への順応も次第に困難となります．そのため口腔内の環境を変化させないことが必要で，有床義歯補綴においても同様の概念で臨床を行っていくことが重要です．

　使い慣れた義歯を末永く使っていただくことが，口腔機能の維持および向上の観点から最も効果的な手段だと思います．そのためには敏感な口腔内に装着されている義歯の調整を正しい理論に基づいて，確実にそして繊細に行う必要があります．このような概念のもと，義歯調整の解説書を企画しました．本書が先生方の明日からの義歯補綴治療にお役に立てば幸いです．

　最後に本書の企画から出版に至るまでご尽力いただきました医歯薬出版株式会社 編集部に深謝申し上げます．

2019 年 4 月

長崎大学大学院医歯薬学総合研究科歯科補綴学分野

村田比呂司

【著者略歴】

村 田 比 呂 司 (むら た ひ ろ し)

1961年　広島県に生まれる
1986年　九州歯科大学卒業
1990年　広島大学大学院修了
2006年　長崎大学大学院医歯薬学総合研究科歯科補綴学分野教授，現在に至る

鳥 巣 哲 朗 (とり す てつ ろう)

1964年　長崎県に生まれる
1989年　長崎大学歯学部卒業
1993年　長崎大学大学院修了
2001年　長崎大学病院義歯補綴治療室講師，現在に至る

黒 木 唯 文 (くろ ぎ ただ ふみ)

1973年　宮崎県に生まれる
1997年　長崎大学歯学部卒業
2001年　長崎大学大学院単位取得退学
2019年　長崎大学病院口腔管理センター講師（称号付与），現在に至る

義歯調整 Update
リリーフ，咬合調整，クラスプの調整からリライン，
不安定な顎位への対応　　　　　　　　ISBN978-4-263-44553-2

2019 年 6 月 10 日　第 1 版第 1 刷発行

　　　　　　　　　著　者　村　田　比　呂　司
　　　　　　　　　　　　　鳥　巣　哲　朗
　　　　　　　　　　　　　黒　木　唯　文
　　　　　　　　　発行者　白　石　泰　夫
　　　　　　　　　発行所　医歯薬出版株式会社

　　　〒113-8612　東京都文京区本駒込 1-7-10
　　　TEL.（03）5395-7638（編集）・7630（販売）
　　　FAX.（03）5395-7639（編集）・7633（販売）
　　　https://www.ishiyaku.co.jp/
　　　郵便振替番号　00190-5-13816

乱丁，落丁の際はお取り替えいたします.　　　印刷・木元省美堂／製本・皆川製本所
©Ishiyaku Publishers, Inc., 2019. Printed in Japan